DU

PLATRE EN CHIRURGIE

ET DE QUELQUES MODIFICATIONS

APPORTÉES AUX APPAREILS GYPSO-OUATÈS

A L'HOTEL-DIEU DE CAEN

PAR

Cyrille DROULON

Docteur en médecine de la Faculté de Paris,
Ancien interne des hôpitaux de Caen,
Lauréat de l'École (1875)

PARIS

A. PARENT, IMPRIMEUR DE LA FACULTÉ DE MÉDECINE

29-31, RUE MONSIEUR-LE-PRINCE, 29-31

1880

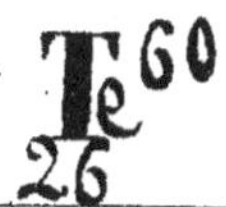

DU

PLATRE EN CHIRURGIE

ET DE QUELQUES MODIFICATIONS

APPORTÉES AUX APPAREILS GYPSO-OUATÉS

A L'HOTEL-DIEU DE CAEN

PAR

Cyrille DROULON

Docteur en médecine de la Faculté de Paris,
Ancien interne des hôpitaux de Caen,
Lauréat de l'École (1875)

PARIS

A. PARENT, IMPRIMEUR DE LA FACULTÉ DE MÉDECINE

29-31, RUE MONSIEUR-LE-PRINCE, 29-31

1880

A M. LE DOCTEUR DENIS-DUMONT

Chirurgien en chef de l'Hôtel-Dieu de Caen
Professeur de Clinique, externe à l'Ecole
Chirurgien consultant de la compagnie des chemins de fer de l'Ouest
Chevalier de la Légion d'honneur, etc., etc.

MON PREMIER MAITRE DANS LES HOPITAUX

Hommage de respectueuse reconnaissance.

A LA MÉMOIRE DE MON PÈRE

Docteur en médecine de la faculté de Paris

Pieux souvenir ! regrets éternels !! (5 mai 1878).

A MA MÈRE BIEN AIMEE

Puisse l'hommage de ce travail te prouver ma reconnaissance pour tous les sacrifices que tu t'es imposés pour moi !

A MON FRÈRE

A MA TANTE Madame GUÉROULT

AU VIEIL AMI DE MON PÈRE

M. LE DOCTEUR E. DEVAUX (DE COLOMBIÈRES)

Vous m'avez tendu la main dans des moments difficiles..... Merci.

A MES AMIS

AVANT-PROPOS.

Si desint vires, tandem est laudanda voluntas.

Pendant l'année que j'ai passée en qualité d'interne du service chirurgical à l'Hôtel-Dieu de Caen, sous la direction de mon excellent maître, M. le professeur Denis Dumont, j'avais été frappé des succès que chaque jour l'emploi du plâtre lui donnait dans le traitement des affections osseuses et articulaires. Plusieurs observations que j'avais recueillies à cette époque, d'autres qu'ont bien voulu me transmettre mes collègues et mes successeurs, quelques modifications apportées dans le procédé d'application des bandages, enfin l'intérêt personnel que cette question m'a semblé présenter au praticien de campagne, m'ont décidé à prendre pour sujet de dissertation inaugurale :

LE PLATRE EN CHIRURGIE.

Toutefois mon intention n'est pas d'exposer dans un travail complet cette méthode de traitement chirurgical, mon âge me fait un devoir de laisser cette étude à des plumes plus habiles et surtout plus expérimentées. J'ai préféré étudier avec soin certaines parties qui m'ont paru jusqu'ici particulièrement négligées, par exemple l'historique, l'imperméabilité, l'enlèvement des bandages, leur utilité pour le praticien isolé ; enfin donner, en les accompagnant d'observations, les modifications apportées à ces appareils à l'Hôtel-Dieu de Caen.

Je ne veux pas terminer cet avant-propos sans remercier publiquement de sa bienveillance si dévouée à mon égard et de ses bons conseils M. le Dr Denis-Dumont.

Je remercie également |M. Lesigne des nombreuses communications qu'il m'a adressées.

M. Lafosse, dont les dessins schématiques m'ont beaucoup facilité la description des appareils.

M. Larocque (de Balleroy), dont les intéressantes études chimiques et microscopiques sur le plâtre n'ont pu être malheureusement terminées.

Enfin, mon parent M. E. Cauquelin, qui a bien voulu me guider dans les recherches relatives à l'imperméabilité.

DU

PLATRE EN CHIRURGIE

ET DE QUELQUES MODIFICATIONS

APPORTÉES AUX APPAREILS GYPSO-OUATÉS

A L'HOTEL-DIEU DE CAEN

Ars tota in observationibus.
BAGLIVI.
En fait de science l'expérimentation est
tout.   ALF. BECQUEREL

———

HISTORIQUE.

PREMIÈRE PHASE. — MÉTHODE ANCIENNE OU DE RHAZÈS.

« Ce n'est pas une idée nouvelle, dit M. Jules Rochard, que celle d'emprisonner les membres dans des moules susceptibles d'en prendre la forme et d'acquérir en se desséchant la rigidité pour en assurer l'immobilité. »

Si l'on songe en effet au bas prix de cette substance, à la facilité avec laquelle on se la procure en tous lieux, à la rapidité qu'elle met à sécher, on ne sera pas étonné que les chirurgiens anciens aient cherché à utiliser ces trois précieuses qualités.

L'origine de ces appareils au gypse n'est pas certaine.

En 1817, Froriep, traducteur du *Parallèle de la chirurgie française et de la chirurgie anglaise*, par Roux, en attribua l'invention aux Maures de la côte septentrionale de l'Afrique.

Mais la généralité des auteurs admet que les premiers qui imaginèrent les appareils de plâtre coulé sont les Arabes.

Rhazès, vers 290 de l'hégire au ixe siècle, raconte dans ses *Continentes,* qu'un de ses contemporains, Albugérie, recommandait pour le traitement des fractures de jambe, la mumie ou bitume naturel, le riz, le sel broyés, enfin

« Etiam calx extincta et gypsum mortificatum »

Au xe siècle Athuriscus faisait une pâte avec de la chaux obtenue par la cuisson de certaines coquilles et le mucus de ces coquilles mêmes et déclare cette pâte admirable.

Vers la même époque Avicenne se servait de sel et de riz broyés ensemble avec addition de chaux et de plâtre.

Au xvie et au xviie siècles, en Italie, Fabrice d'Aquapendente; en Allemagne, Scultet; en Angletere, Wisemann, vantent les appareils d'Hippocrate auxquels ils unissent le blanc d'œuf et les pâtes solidifiantes des Arabes.

Belloste dans son ouvrage : « Le chirurgien d'hôpital », publié à Paris en 1696, parle des moules de plâtre en des termes qui prouvent qu'il n'en a pas tiré autant de succès qu'il l'espérait.

On lit dans le tome IV des Mémoires de l'Académie de chirurgie la description de la fameuse étoupade de Moscati, à laquelle on associa bientôt le plâtre coulé.

Dans sa thèse d'agrégation, 1841, Malgaigne raconte que les chirurgiens de campagne du xviiie siècle mêlaient du bol, de la terre sigillée et du plâtre avec du blanc d'œuf et appliquaient le tout sur une étoupade, dont ils enveloppaient le membre fracturé, contrairement à l'opinion des maîtres en chirurgie qui n'admettaient que des compresses trempées dans de l'eau-de-vie camphrée et de l'eau de Saturne.

Le même auteur (*in* Traité des fractures et des luxations) dit que le plâtre était d'un usage vulgaire dans la Haute-Egypte lors de l'expédition française dans ce pays, ce qui prouve que les premiers essais remontaient à une date déjà éloignée. Ce fait est confirmé par Velpeau (*Annales de chirurgie française et étrangère*) « Un des praticiens qui ont parcouru l'Egypte avec Napoléon Ier, M. Renault affirme avoir vu un cavalier arabe à cheval, quoiqu'il eût la jambe cassée. Son membre était enveloppé dans un bandage semblable à celui des momies. »

Ce n'est qu'à la fin du siècle dernier que les moules en plâtre à vrai dire, furent introduits en Europe par un consul anglais à Bassora, Eaton, lequel écrivit au Dr Guthrie, de Pétersbourg, une lettre qui fut reproduite par les *Medical Commentaries* et traduite dans la *Gazette médicale d'Allemagne* en 1798.

« Un soldat arabe de ma suite, dit Eaton, eut à Benderech sur le golfe Persique la jambe et le pied fracturés par la chute d'un canon : les os étaient pour ainsi dire broyés, la peau percée par les esquilles ; le chirurgien européen proposa comme le seul moyen de sauver la vie du blessé l'amputation au-dessus du genou. Dans presque tout l'Orient et surtout aux environs de Bassora on n'approuve jamais cette opération ; voici la méthode en usage dans les cas pareils à celui que nous venons d'indiquer et qui fut appliquée à ce soldat, on commence par coucher le blessé dans une espèce de coffre ouvert et muni d'un arceau à sa partie supérieure, la jambe reposant sur une natte huilée. Puis on réduit la fracture en opérant une conformation aussi exacte que possible et on enferme la jambe tout entière dans une enveloppe de plâtre. On verse d'abord le plâtre sur le membre à la manière des sculpteurs, jusqu'à ce qu'il entoure toute la moitié inférieure, on comble les inégalités et l'on obtient ainsi pour la jambe brisée un lit qui la supporte également dans tous les points. En même temps on dispose à des intervalles et dans des directions convenables quelques bouts de roseaux creux qui peuvent servir à l'écoulement de toute l'humidité intérieure de la masse du plâtre. Cette première portion étant durcie, ce qui a lieu en très peu de temps, on achève de recouvrir les parties supérieures du membre de manière à avoir une espèce de botte qui maintienne les parties fracturées dans les rapports les plus naturels possibles et dans laquelle on ménage de petites ouvertures répondant aux esquilles qui font saillie sous la peau, pour procurer leur sortie dans le cas d'exfoliation. Les préparatifs terminés, on pratique dans le plâtre encore mou le long de la partie supérieure du tibia une gouttière qui permette de faire des lotions. On se sert à cet effet d'arack préparé avec des dattes, et dans le but d'avoir sous les yeux la fracture durant tout le cours du traitement, on fait aussi dans la partie supérieure de profondes coupures en long et en large pour aider à enlever cette couche sans agiter ni déranger les parties. Quant à la couche inférieure, une natte imbibée d'huile sur laquelle elle repose l'empêche d'adhérer au fond du coffre et permet de transporter le membre et la botte à volonté. Le soldat arabe a été guéri dans l'espace de cinq mois grâce à ce genre d'appareil. »

Tel est avec tous les détails qu'il demandait le procédé

d'application du plâtre, dit des Arabes ou ancien, et qui, d'après Eaton, descend traditionnellement de Rhazès, médecin à Bassora.

Cette longue communication ne trouva, paraît-il, aucun enthousiaste en Europe. Aussi Froriep s'étonne, en 1817, que cette méthode n'ait pas encore été mise en usage.

Cependant, dès 1814, Hendriksz l'appliqua à l'hôpital de Gröningue et dans sa clientèle. Il en retira d'excellents résultats.

Cinq ans plus tard, 1819, Hubenthal, inspecteur du service médical à Tver (*Nouveau Dictionnaire de médecine*, de Béclard, Chomel, etc.), emploie deux attelles pour empêcher le mélange de couler sur les bords. Il traite par ce procédé des fractures de l'avant-bras, de la main, de la clavicule, enfin toutes les fractures des membres, excepté celles de la jambe, l'occasion lui ayant manqué.

Il se croit alors l'inventeur des moules en plâtre.

Malgaigne, qui a plusieurs fois employé le plâtre coulé suivant le modus faciendi d'Hubenthal, conseille d'entourer la jambe de quelques compresses en double, avant de couler la bouillie gypseuse pour éviter tout à la fois la pression immédiate et la sensation trop forte de chaleur. « Je n'ai eu, dit-il, qu'à me louer de cette précaution. »

En 1828, Keyl, chirurgien de l'hôpital de la Charité de Berlin, sur la demande du professeur Klüge, essaie le plâtre pour le traitement des fractures et satisfait des premiers résultats qu'il obtient il généralise la méthode des médecins arabes.

En 1832, Deffenbach invente une boîte de bois formant un carré long, munie de fils de fer réunissant les cinq côtés de la boîte et de cordes permettant de soutenir le membre.

De plus il ne recouvre pas entièrement la région, il fait

une attelle postérieure et deux latérales qu'on peut enlever à volonté. Il a enfin préalablement soin d'enduire d'une couche d'huile le membre atteint.

Les chirurgiens français ne semblèrent nullement partisans de cette sorte de maçonnerie, à l'exception de J.-E. Woillez. C'est qu'à cette époque, le baron J.-D. Larrey prônait ses appareils faits de blanc d'œuf et d'extrait de Saturne sous le nom de méthode inamovible.

Cependant dans le *Bulletin général de thérapeutique médicale et chirurgicale* (1833), le Dr Caillot, de Troyes, annonce qu'il a guéri en 1829 à l'aide d'un moule en plâtre une fracture de cuisse gauche sans difformité, et en 1833 une fracture de la partie moyenne de l'humérus gauche.

En 1837, Delacroix, sans indiquer même le nom de l'auteur et disant à peine que c'est Jules Cloquet qui employait ce procédé à l'hôpital des cliniques, décrit l'appareil de Richter dont la description avait paru cinq ans auparavant dans la *Gazette médicale de Paris* : Le membre étant, dit Richter, préalablement couché sur l'appareil de Rust, j'appliquai le plâtre non en masse, mais en plusieurs morceaux pour me réserver un accès plus commode près du point fracturé, et être en mesure de remédier aux complications.

L'auteur recommande en outre, pour prévenir les accidents inflammatoires, d'arroser le même d'eau de Goulard.

En 1856, M. Périer, chirurgien de l'hôpital militaire de Boulogne-sur-Mer, fait connaître un autre procédé d'application du plâtre connu sous le nom *d'appareils hémi-périphériques.* Ces appareils n'embrassent que la moitié postérieure du membre et se redressent sous la plante des pieds. Les applications les plus intéressantes furent faites dans les salles civiles de Boulogne-sur-Mer avec le concours de M. Cousin, chirurgien en chef de l'établissement,

les autres dans les salles militaires et dans la pratique civile du Dr Perrochaud.

Le procédé de Jules Périer fut également mis en usage
à l'hôpital militaire du Roule où Granclément l'observa en
1857. Ce dernier chirurgien unit le plâtre coulé (appareil
hémi-périphérique de Périer) à l'hyponarthécie de Sauter
et de Mayor, en soutenant le moule sur une planchette de
20 à 22 centimètres de largeur pour un adulte, un peu
plus longue que la jambe et recouverte d'une toile cirée.

La suspension se compose de trois parties : 1° deux
cordes formant deux anses à la planchette ; 2° une corde
verticale qui s'attache au plafond ; 3° une corde mince
qui passe dans les anses de la planchette et dans la boucle
de la corde verticale. Cette dernière, lorsqu'on agit sur ses
deux chefs, fait poulie en élevant progressivement l'appareil sur la corde verticale qui est un point fixe.

En 1840, Bernard dans sa thèse inaugurale reprend le
même sujet et ajoute un coussin au niveau du jarret pour
éviter les excoriations.

Jusqu'ici nous avons vu le plâtre employé seul, et il
n'était certainement destiné qu'à un avenir bien médiocre
si l'on considère les principaux inconvéniens de ce procédé parmi tous ceux qu'ont signalés MM. Jamain et
Terrier.

« Tels le poids demesuré de l'appareil... l'expansion
du plâtre qui en se concrétant comprime trop fortement
le membre et nécessite quelquefois la destruction complète de l'appareil ; le séjour prolongé du membre dans
ce moule terreux qui, en retenant les produits de la
transpiration, attendrit la peau et donne même lieu à des
excoriations, enfin la dessiccation trop rapide et l'impossibilité de briser le moule sans le maillet, surtout si la
fracture est compliquée de plaie et lorsqu'elle n'est pas
entièrement consolidée. »

Aussi la méthode des Arabes était-elle complètement tombée dans l'oubli, quand en 1865 M. Max Müller, de Cologne, publia dans le sixième volume des *Archives de clinique chirurgicale de Langenbeck* un travail relatif à un nouvel appareil auquel il donna le nom de *demi-moule* plâtré, qu'il préconise dans le traitement des fractures compliquées de la jambe.

Le demi-moule plâtré s'arrête au niveau des malléoles, de la tête du péroné et des condyles du fémur.

Chaque appareil nécessite l'emploi d'une boîte en bois, qui une fois qu'elle a servi ne peut plus être utilisée que comme bois de chauffage.

Cet inconvénient suffirait à lui seul pour faire rejeter de la pratique le procédé de M. le Dr M. Müller, si même il ne demandait pas pour son application 6 à 8 kilogrammes de plâtre.

Aujourd'hui aucun chirurgien n'emploie le plâtre coulé à l'exception peut-être de M. Péan, qui unit au mélange de l'étoupe sèche, pour donner à l'appareil plus de légèreté et de solidité (1), et de MM. Zsimanowski et Bardeleben, qui associent la méthode des Arabes à celle de Neudœrfer (voy. plus loin, p. 21). Ils ont donné à leur appareil le nom de *bandage plâtré, latté ou grillé*. Ils appliquent sur chacune des deux articulations placées au-dessous et au-dessus de la fracture une capsule articulaire à l'aide d'une bande plâtrée et laissant ainsi tout le membre à découvert. Puis ils disposent d'épais bourrelets de coton ou de ouate imprégnés de bouillie de gypse qui enserrent dans leur intérieur les extrémités de deux ou trois attelles étroites faites de bois ou de fil de fer en grillage. Pour plus de solidité ils recouvrent les bourrelets de quelques tours de bande plâtrée. Les attelles, étant éloignées de la peau,

---

(1) Nélaton. Pathologie chirurgicale, 2° édition, revue par M. Péan 1872.

n'empêchent pas de faire les pansements, dit M. Zsimanowski, mais par contre, maintiennent-elles bien les
fragments en coaptation? C'est ce que j'aurais peine à
croire.

Cet appareil rappelle dans son ensemble le bandage à
extension continue d'Hippocrate.

SECONDE PHASE. — PROCÉDÉ DE MATTHYSEN ET
DE VAN DER LOO.

Dès 1837 Lafargue voyant la réputation de la méthode
de Larrey avait songé à mélanger le plâtre aux appareils
de Seutin, Larrey et Velpeau, c'est-à-dire à introduire des
bandelettes dans son mélange de plâtre et d'amidon. Il
avait donné à ces bandages l'épithète de *gypso-amylaces*.

Le 11 janvier 1854, Chassaignac présente à la Société
de chirurgie une malade sur laquelle il avait mis en usage
un appareil inamovible fait avec des bandes de linge
trempées dans un mélange de plâtre et de blanc d'œuf.

L'année suivante, Pélikan (de Strasbourg) fait usage de
bandelettes circulaires auxquelles il ajoute des attelles
en carton ou en gros papier enduites ou humectées d'un
mastic dit *gypso-dextriné*.

Mais ces faits n'étaient que fort peu connus quand
Matthysen réalisa le vœu exprimé par Sédillot : « Décou-
vrir une substance dont la solidification soit immédiate
et qui, pour permettre de fendre les appareils, ne leur
donne pas trop de pesanteur. »

« Avec Matthysen, en effet, comme le dit si bien le
Dʳ Gallet (de Strasbourg), surgit une nouvelle phase dans
l'emploi du plâtre en chirurgie. Avant lui les membres
inférieurs étaient fixés dans des gouttières lourdes.

Diffenbach enterrait les membres fracturés dans le plâtre, Richter mobilise ce tombeau prématuré en le divisant; Périer laisse les membres jouir du bénéfice de la lumière et des mouvements partiels; Lafargue et Pélikan établissent un compromis entre les appareils de Seutin et les appareils en plâtre. Enfin le praticien belge vient et remplace définitivement l'amidon par le plâtre dans la chirurgie. »

En 1854, Matthysen, officier de santé dans l'armée néerlandaise, et Van der Loo, médecin à Venloo (province de Limbourg), adressent une communication à la Société des sciences médicales et naturelles et à l'Académie de médecine de Belgique relativement à leur nouveau procédé.

Dans son rapport, M. Didot, membre de l'Académie, pour recommander cet appareil, raconte l'histoire d'un vieillard « affecté d'une fracture du péroné et traité tout d'abord au moyen d'un appareil inamovible, qui avait déterminé une ulcération à l'endroit de la fracture et une eschare à la malléole. Le 20 avril, le membre fut emboîté dans un appareil plâtré de Matthysen, et le 28 juillet suivant M. Parisot, interne de Velpeau, écrivait à Van der Loo que ce vieillard était parfaitement guéri, sans qu'aucun accident nouveau se soit présenté après l'application du bandage. »

Le procédé des deux médecins belges consiste à associer au plâtre des pièces de linge demi-usé, de coton exempt d'amidon, de laine, de flanelle. Ils étendent ces pièces sur une table, répandent sur elles du plâtre bien sec en poudre « qu'ils font entrer autant que possible en frottant à pleine main. »

Pour faciliter cette manœuvre, Van der Loo a inventé une petite machine (gypss-impressor) au moyen de laquelle il imprègne très rapidement d'une couche de plâtre sec une longueur de bande très considérable.

Ces bandes sont alors coupées selon les dimensions qu'on désire leur donner dans la confection des appareils et sont conservées dans une boîte fermée.

Pour s'en servir on les humecte à l'aide d'une éponge mouillée que l'on comprime des deux côtés de la bande imbibée de plâtre sec, et on recouvre le membre fracturé de ces bandelettes humides.

Ces auteurs ont imaginé quatre sortes d'appareils :

1° A bandes roulées, qui s'applique comme le bandage roulé ordinaire, en ayant soin que chaque tour recouvre le précédent des trois quarts ou des quatre cinquièmes.

On le pénètre généralement d'emblée, c'est-à-dire au moment même de l'application ; quelquefois cependant plus tard.

2° La seconde variété, ou appareil à bandelettes séparées, n'est autre qu'un appareil de Scultet, auquel on a associé du plâtre.

3° Appareil bivalve, deux procédés : valves latérales, valves antérieure et postérieure. Pour rendre ces appareils amovibles, il suffit de tracer une raînure dans le plâtre encore mouillé, immédiatement après l'application des bandes, et cela à l'aide du bord d'une spatule, du dos d'un couteau ou d'une petite pièce de monnaie. Le sillon ainsi tracé suffit pour constituer une charnière qui permettra les mouvements les plus étendus aux valves, que l'on déterminera ultérieurement par la section du bandage sur le côté opposé à la charnière. Pour le membre inférieur, on peut, en outre, si l'on veut, tracer une raînure latérale dans le but d'obtenir trois valves, deux seules sont toujours suffisantes pour le membre supérieur.

4° Appareil à cataplasmes ; consiste dans une pièce de

linge ou mieux de couverture en laine, imprégnée de plâtre sec. On taille cette étoffe suivant la longueur et la circonférence du membre, puis après l'avoir humectée on l'applique; on recouvre le tout jusqu'à dessiccation complète par un bandage de Scultet. Pour obtenir un appareil matelassé, on pourra employer deux pièces de flanelle, l'une imprégnée de plâtre et l'autre non. Celle-ci matelasse la première.

On connaît encore des mêmes auteurs deux autres appareils : le spica de l'aine et le spica de l'épaule.

Le procédé belge a été préconisé tant à Vienne qu'à Zurich par Billroth qui, au lieu d'humecter à l'aide d'une éponge les bandes imprégnées de poussière de plâtre, les plongeait directement dans l'eau, où il les maintenait une minute environ.

Les appareils de Matthysen et de Van der Loo ont, il faut l'avouer, l'inconvénient sérieux d'entourer tout le membre, et par conséquent ne sont pas applicables à tous les cas, surtout dans la chirurgie militaire qui réclame la pose immédiate d'un bandage sans attendre le dégonflement de la région. Ils exigent l'emploi de bandes préparées à l'avance d'après des règles précises. La préparation de ces bandes demande un long et pénible travail manuel, si l'on n'a pas à sa disposition un des instruments de Van der Loo, de Viwudrof, ou de Burns, qui consistent dans un mécanisme déroulant d'une part les bandes, les saupoudrant ensuite de plâtre, puis les enroulant de nouveau.

Enfin ces appareils manquent d'unité, de telle sorte que « si le chirurgien se décidait à employer le plâtre dans un cas donné, il ne saurait tout d'abord à quel procédé s'arrêter. » C'est ce que Matthysen comprit bientôt, puisqu'il ne conservait en 1866 que l'appareil à bandes roulées fait avec de la flanelle dite demi-laine.

Pendant la guerre du Schlewig-Holstein en 1863, Neudoërfer employa de préférence un bandage plâtré *circulaire renforcé* qui n'est autre que le procédé belge modifié.

La plaie était préalablement recouverte de charpie ou de ouate, on enveloppe le membre de trois bandes superposées : flanelle, soie, gaze. Ces deux dernières, qui sont humectées, s'étendent jusque sur les articulations voisines. On applique alors de la même manière des bandes de toile, de flanelle, de gaze bien plâtrées et mouillées, en ayant soin d'intercaler entre les couches de bandes plâtrées certains corps plus ou moins résistants, qui renforcent l'appareil. Le carton n'étant pas assez solide, les fils métalliques étant difficiles à couper et à manier et pouvant exercer des pressions fâcheuses quand ils sont en contact avec la peau, Neudoërfer se servit tout d'abord de fer-blanc laminé réduit à l'épaisseur du papier de soie. « Quatre couches de ce fer-blanc suffiraient pour renforcer un bandage. » Puis il préféra les attelles de bois mince qui ont une grande résistance, tout en s'adaptant facilement à toutes les formes des membres. Il recommande surtout les bois de placage appelés par les Allemands : copeaux de cordonnier (schusterpahn) ou copeaux de tapissier (tapezierpahn). Il renforçait également ses appareils par un badigeonnage fait d'une bouillie de plâtre, de consistance moyenne, disposée en couche uniforme et épaisse.

Le but que s'est proposé Neudoërfer est d'épargner le plus possible les bandes plâtrées, « considération qui ne manque pas d'importance dans la pratique de la guerre. »

Pour pratiquer les fenêtres destinées au pansement des plaies, Wœlkers conseille d'appliquer sur chaque blessure un linge cératé, recouvert d'un papier vernissé et

d'une boule de charpie destinée par la saillie qu'elle forme
à indiquer la place de la plaie.

Roser, pour plus de certitude sur la situation des lésions tégumentaires, préfère placer sur la plaie même la
tête d'un clou dont la pointe fait saillie hors du bandage.
Zsimanowski recommande de faire avec une ficelle un
anneau de la grandeur que l'on doit donner à la fenêtre.
Enfin d'autres chirurgiens étrangers ne pratiquent pas
d'ouvertures, incisent tout le bandage et rendent ainsi
leurs appareils amovo-inamovibles.

PHASE DE TRANSITION. MM. PIROGOFF, PORT ET ZSIGSMONDY.

En 1854, Pirogoff (de Pétersbourg) avait proposé d'é-
endre une bouillie de plâtre de la consistance d'un cataplasme sur une compresse de longueur calculée — de ra-
battre le linge sur la bouillie, d'appliquer le cataplasme
autour du membre sur lequel il se moulera en se solidifiant. Ce procédé a été vanté par plusieurs chirurgiens
allemands, il a été essayé pendant la guerre du Schleswig-
Holstein par Neudoërfer, qui dut bientôt y renoncer. L'appareil exige trop de plâtre, il est trop lourd et cassant,
sans être assez solide pour garantir contre les chocs.

Néanmoins il a été recommandé à nouveau en 1875 par
M. Guillemin.

Modifié, le procédé de Pirogoff constitue *l'appareil plâtré
bivalve de Port.*

Ce chirurgien place le membre fracturé sur le milieu
d'une double pièce d'étoffe qu'il réunit sur la ligne mé-
diane par deux coutures longitudinales distantes l'une de
l'autre de 2 centimètres. Il constitue ainsi une poche
qui est destinée à former une charnière. Il rabat ensuite

sur la jambe les deux moitiés de la pièce interne, et réunit leurs bords au moyen d'épingles. C'est sur cette pièce, des deux côtés du membre, qu'il étend à pleine main une bouillie de plâtre sur le point de se solidifier. Le linge extérieur est à son tour appliqué et enferme le plâtre comme dans un sac.

Port conseille de laisser sur la partie antérieure du membre, des deux côtés des épingles, un espace libre d'environ la largeur du petit doigt.

L'épaisseur à donner au plâtre est de 2 à 3 millimètres. Dans quelques cas, il est bon d'ajouter au bandage précédent un étrier formé de bandelettes plâtrées de Matthysen.

Dans les fractures de cuisse, Port entourait le membre depuis le genou jusqu'à la crête iliaque, à l'aide d'un appareil analogue auquel il adjoignait une pièce de linge de 20 centimètres de largeur sur 50 de longueur, qui recouvrait en bas l'appareil de quelques doigts, et en haut allait rejoindre le thorax.

Un autre appareil plâtré de Port, qui se rapproche beaucoup des appareils français actuels (bandage plâtré fendu), différait du précédent en ce que la pièce d'étoffe n'était pas double. Une fois appliquée, il la recouvrait de bandelettes de toile imprégnées de bouillie gypseuse qu'il plaçait horizontalement, en laissant à découvert les épingles et un léger espace à droite et à gauche.

Il obtenait ainsi une coque à charnière *latérale*.

Dans ces dernières années, un chirurgien autrichien, M. Zsigsmondy, a remis en honneur à Vienne le premier procédé de Port, en le modifiant à son tour.

Les appareils de M. Zsigsmondy ont été connus par un article publié le 21 juin 1877 dans le *Journal général de médecine de Vienne*. L'auteur en a envoyé, en 1878, quelques-uns à l'Exposition de Paris, où j'ai pu les examiner

Ils se composent d'un sac de calicot et de flanelle irrétrécissable, entre les deux étoffes on verse du plâtre pulvérisé. Le sac étant plongé dans l'eau chaude, on l'applique sur la peau et on assujettit le tout par quelques tours de bande ordinaire. On peut préparer à l'avance ces sacs et les conserver très longtemps dans des boîtes de fer-blanc bien fermées. Si l'on veut que l'appareil s'applique exactement, on doit couper un modèle en papier ou en toile. Sur ce modèle on développe un morceau de calicot mince, une feuille de toile et une feuille de flanelle. On fixe le patron sur ces trois étoffes ; on coud le sac au niveau des bords du patron, puis on coupe en dehors de la couture les trois étoffes en même temps. Il est inutile de dire qu'on aura soin de ménager une ouverture pour remplir les deux sacs de plâtre. Le sac devra être retourné de façon que le calicot et les coutures se trouvent en dedans.

Si l'on veut avoir un point mou ou une charnière, on devra circonscrire par une couture l'espace qui ne contiendra pas de plâtre.

La quantité de gypse qui sera introduite séparément dans les deux sacs, dépend de l'épaisseur qu'on veut donner à l'appareil.

M. Zsigsmondy, ayant constaté que le volume de la bouillie est mathématiquement égal au volume du plâtre avant l'addition de l'eau, détermine très facilement la quantité de plâtre nécessaire à chaque appareil. Il multiplie la surface du sac par $\frac{4}{10}$, $\frac{5}{10}$, $\frac{7}{10}$, suivant qu'il veut avoir une épaisseur de 4, 5, 7 millimètres. Généralement les attelles de 7 millimètres sont suffisantes ; il n'est même pas nécessaire de dépasser 4 et même 3 millimètres pour les petites attelles. Après avoir fait sortir par simple pression l'air contenu dans le sac, on plongera le bandage dans l'eau chaude, où il restera quinze secondes environ.

Quand le plâtre sera bien imbibé, on l'appliquera et on le maintiendra par une bande roulée ordinaire. L'auteur a prouvé à l'Académie de médecine de Vienne que trois minutes suffisent à la solidification d'une attelle de ce genre.

Les principales applications de ce procédé sont : la botte plâtrée, la gouttière de cuisse, les capsules à deux valves pour l'avant-bras, le corset plâtré pour les fractures de côtes. Enfin, M. Zsigsmondy a essayé avec succès un appareil de gypse chez une jeune fille atteinte, comme la stigmatisée belge, d'une ulcération (de la largeur d'un franc) qui saignait à périodes déterminées. L'appareil maintenu pendant deux mois a amené une cicatrisation complète par occlusion.

Si j'ai rapporté avec détails ce procédé, c'est qu'il n'est encore que fort peu connu et qu'il me semble appelé à rendre de réels services dans certains cas particuliers, surtout en raison du mode ingénieux des charnières et du matelassage qui lui est particulier. Mais, par contre, il présente des inconvénients sérieux tels que : 1° ce soin des plus minutieux à apporter dans les coutures, qui ne peuvent être faites que par un tailleur bien plutôt que par un chirurgien; 2° les trois étoffes indispensables; enfin s'il est quelquefois difficile d'imbiber d'un lait de plâtre plusieurs bandes de toile superposées, à plus forte raison il peut arriver que la masse de plâtre enveloppée dans des substances, qui ne sont que très peu perméables, ne subisse qu'imparfaitement l'action de l'eau et présente de petites masses dures et saillantes sous le bandage, grumeaux qui ne tarderont pas à causer au malade de très vives douleurs, et amènent finalement des excoriations et des plaies.

PROCÉDÉ ACTUEL OU DE MAISONNEUVE ET D'HERRGOTT.

En 1863, M. Herrgott (de Strasbourg) eut l'idée d'imprégner un bas lâche de bouillie de plâtre et d'en chausser la jambe fracturée, de réduire le membre et de le maintenir réduit pendant la solidification. — « J'essayai, dit-il, de ce procédé qui à un moment me semblait être la perfection même, malheureusement la réalité fut loin de nos espérances ; il fallut y renoncer. » Il tenta de nouveaux essais avec le molleton, la laine et la toile d'emballage coupée en languettes ; mais encore les attelles étaient lourdes, s'émiettaient aux extrémités, exposaient le lit des malades à se remplir de petits fragments qui rendaient le « couchage » difficile et produisaient une poussière blanche fort désagréable. C'est alors qu'il songea à incorporer la bouillie de plâtre à des morceaux de vieux linge, aux compresses tachées de nitrate d'argent et de perchlorure de fer : le succès fut complet. Toutefois il ne serait pas juste de dire que M. Herrgott est l'inventeur de ce procédé. Un an avant que les expériences du chirurgien de Strasbourg (1) fussent connues, M. Maisonneuve publiait dans sa *Clinique chirurgicale* (2) la même modification que de son côté il avait apportée au mode de confection des appareils au gypse. La chirurgie parisienne a donc le droit de revendiquer cette priorité.

« Tous les appareils solidifiables se trouvaient, dit Maisonneuve, pour une raison ou pour une autre, entourés de quelque vice capital qui en rendait la vulgarisation imprati-

(1) Thèse de Strasbourg. D\u02b3 Gallet 1864.
(2) Maisonneuve. Clinique chirurgicale 1863.

cable. C'est alors que l'idée me vint de chercher la solution
du problème, non pas dans l'invention d'une nouvelle
substance solidifiable, mais dans une meilleure application
de quelques-unes des substances déjà connues. Celle à
laquelle je donnai la préférence fut le plâtre qui se trouve
partout, dont le prix est presque nul et qui de plus offre
sous le rapport de la consolidation et de l'inaltérabilité
toutes les qualités désirables. Seulement, au lieu de ces
procédés pénibles dont on avait jusqu'alors fait usage
pour son application, j'imaginai de le délayer simplement
dans l'eau et d'en imbiber ensuite une bande roulée comme
M. Velpeau le faisait pour la dextrine. J'obtins ainsi des
appareils excellents, aussi simples, aussi légers, d'une
application aussi facile que les appareils dextrinés et doués
en outre de l'avantage de se consolider en quelques minutes, en même temps que de résister parfaitement à toutes
les substances humides. Déjà nos appareils plâtrés se
montraient supérieurs aux meilleurs appareils solidifiables,
lorsque, à l'occasion d'un accident que j'éprouvai moi-
même (une fracture du péroné), j'eus l'idée d'un nouveau
perfectionnement dont je fis usage pour mon propre
compte et dont je fis immédiatement profiter mes malades.
Ce perfectionnement consiste à réduire tout l'appareil à de
simples attelles; on prend pour cela de longues compresses
de linge que l'on trempe dans le plâtre liquide, on les plie
ensuite en plusieurs doubles, puis on les étend le long du
membre fracturé sur lequel on les maintient avec une
simple bande. En se solidifiant, ces compresses acquièrent
une consistance extrême et comme elles sont exactement
moulées sur le membre elles constituent des attelles d'une
perfection absolue. »

En 1868, M. Herrgott apporta de nouvelles et intéressantes modifications dans l'application de ce procédé :
se fondant sur ce que les artistes, qui veulent obtenir un

moulage exact des objets délicats, n'interposent aucun corps gras, ni même de l'eau de savon et enduisent leur modèle d'une première couche de plâtre à l'aide d'un pinceau puis d'une seconde couche, enfin procèdent au moulage, il conseille de ne jamais interposer entre la peau et l'appareil ni huile, ni ouate, ni linge fin. Il rase le membre le lave avec une très légère bouillie de plâtre, applique ensuite le linge plâtré en ayant soin que la peau et l'appareil soient intimement accolés sur tous leurs points, il évite ainsi toute soufflure et obtint un moulage exact.

Le même chirurgien associe dans certains cas le fil de fer au plâtre. Dans une fracture du coude par arme à feu, il a fait usage d'une valve embrassant les deux tiers du bras et d'une autre valve antibrachiale, reliées l'une à l'autre par une armature en fil de fer de 3 millimètres de diamètre dont on coupe deux fragments de 30 centimètres de longueur, que l'on réunit vers leur milieu en les tordant l'un sur l'autre dans une étendue de 12 centimètres environ. M. Herrgott obtient de cette façon une tige résistante à laquelle il donne une courbure en demi cercle.

Il a employé avec non moins de succès un appareil de ce genre dans un cas de fracture de cuisse avec plaie.

Le procédé de MM. Maisonneuve et Hergott présente un grand inconvénient dû à la charpente en toile. Pour peu que le chirurgien, en effet, veuille donner une certaine épaisseur à son bandage, le mélange fait en parties égales de plâtre et d'eau n'imbibera que les couches superficielles, mais jamais les couches profondes.

C'est pour ce motif que M. Richet proposa de substituer au linge ordinaire une sorte de gaze grossière qui sert à envelopper les cataplasmes, et connue dans le commerce sous le nom de *tarlatane*. Huit ou six doubles épaisseurs de cette étoffe trempées dans un mélange ordinaire de stuc donna au chirurgien de l'Hôtel-Dieu de Paris des appareils beaucoup plus résistants, par cela même qu'ils contenaient plus de matières solidifiables.

Cette modification, à peine connue, a été immédiatement acceptée en France par tous les chirurgiens qui font usage du plâtre, à l'exception de M. Herrgott et de ses élèves.

LE PLATRE DANS LES HOPITAUX DE PARIS.

Tous les chirurgiens des hôpitaux de Paris font usage du plâtre dans leurs services, et ce n'est pas là la moindre recommandation en faveur de ce genre de traitement chirurgical.

Presque tous font usage du procédé de Maisonneuve modifié : *Lait de plâtre ordinaire dont on imprègne un certain nombre d'épaisseurs de tarlatane taillée en forme de gouttières.* Les deux seuls qui font exception à la règle générale sont M. Péan (de l'hôpital Saint-Louis), qui a conservé en grande partie la méthode de Rhazès, et M. le professeur Richet qui tout en conservant la tarlatane préfère son mélange de stuc. (Nous reviendrons sur ce point à la fin de ce paragraphe).

Comme le plâtre a pour principale qualité de se prêter à toute éventualité, la gouttière se compose tantôt d'une seule bande postérieure, tantôt d'une bande postérieure et de deux bandes latérales avec échancrures au niveau des plaies, s'il en existe.

La gouttière ne se contente pas d'immobiliser la jambe; elle est ordinairement coudée au niveau du talon pour remonter sous la plante du pied jusqu'au-dessus des orteils.

Dans certains cas elle est remplacée par des bandes circulaires.

Il ne m'est possible dans ce chapitre spécial que de résumer d'une façon très succincte les quelques modifications dont j'ai été le témoin oculaire pendant les deux années qu'il m'a été donné de fréquenter les hôpitaux de Paris. Une étude plus approfondie serait, je le sais, absolument nécessaire, mais elle m'entraînerait bien au-delà des limites que je me suis assignées, je suis donc, avec regrets, obligé de passer sous silence beaucoup de procédés, de méthodes ingénieuses que je laisse à mes successeurs le soin de faire connaître.

M. Guyon fait usage dans les fractures de jambe avec plaies de trois attelles coudées, qu'il maintient en place jusqu'à dessiccation de l'appareil, soit à l'aide d'une bande roulée, soit à l'aide d'un Scultet. Il a soin de pratiquer préalablement l'occlusion immédiate de la plaie avec des nuages de ouate imbibés de collodion.

Il remplace souvent l'appareil plâtré, avant que l'ossification du cal ne soit complète, par une bande roulée imprégnée de silicate de potasse. Ce bandage moins pesant que le premier est plus facilement supporté par le malade, tout en donnant une garantie suffisante de solidité. — Il favorise de plus la disparition de l'œdème local consécutif à l'immobilisation prolongée, en permettant au blessé de quitter son lit et même de faire quelques pas à l'aide de béquilles.

MM. Guyon, Lefort et Tillaux associent quelquefois le plâtre à la suspension élastique.

M. Cusco se sert, dans le même but, d'un hamac fanon analogue à celui de Scoutetten, dans lequel il pose le membre fracturé étendu dans un appareil plâtré. Dans les fractures comminutives du bras, M. Panas fait une large attelle plâtrée embrassant à la fois le moignon de l'épaule jusqu'à la base du cou, le bras, l'avant-bras et comprenant la demi-circonférence du membre.

Pour la jambe il préfère deux attelles latérales, ou bien une postérieure et une antérieure, reliées par des anneaux de plâtre qui laissent les plaies à découvert.

M. Tillaux a essayé de maintenir les fractures de cuisse avec des attelles de gypse. Le déplacement s'est reproduit chez les quatre malades qui ont été les sujets de ses expériences. Il pense qu'un caleçon plâtré donnerait de bons résultats.

M. Le Dentu dans les fractures du col de l'humérus se sert d'un appareil *dit à claire-voie*. Il fait immobiliser l'épaule par une bande plâtrée en 8 de chiffre qui commencent par deux circulaires destinées à fixer le bras et l'avant-bras du côté malade contre le thorax, puis se continue par des jets de bande venant se croiser sur la clavicule et sur le moignon de l'épaule malade en passant sous le coude du même côté. M. Polaillon, reproduisant l'idée d'Hubenthal, emploie des moules plâtrés faits de linges trempés dans une bouillie gypseuse, pour les fractures de l'extrémité supérieure de l'humérus et de de la clavicule.

MM. Guyon et Broca, chez les malades atteints de mal de Pott cervical, font usage de minerves en plâtre.

M. de Saint-Germain préfère le store et la gutta-percha chez les enfants au-dessous de 6 ans.

Le procédé de M. Després est un peu différent de la méthode générale. Le chirurgien de l'hôpital Cochin prend une certaine quantité de tarlatane qu'il plonge dans la bouillie de gypse, et c'est seulement lorsqu'il juge son bandage suffisamment imprégné de plâtre qu'il le plie en huit ou dix épaisseurs. Cette modification lui permet de se servir d'un mélange beaucoup plus épais, ce qui donne plus de consistance aux bandages, mais elle n'est pas applicable aux grands appareils.

M. Després remplace les gouttières par deux valves latérales qu'il maintient en place à l'aide de courroies élastiques munies de boucles, suivant la méthode de King et de Christophen.

Dans les fractures de la clavicule, après avoir préalablement matelassé la région avec de la ouate et fait la coaptation, M. Berger applique au niveau de la solution de continuité une petite plaque de plâtre de 15 centimètres de longueur sur 6 de largeur, et se moulant sur la région, il la maintient en place à l'aide de l'écharpe de Mayor.

M. Gilette recommande (Chirurgie journalière des hôpitaux) pour les fractures articulaires du coude avec plaies une bande plâtrée appliquée en hélice, en spirale, laquelle « permet, pendant les premiers jours qui suivent l'accident, d'instituer un traitement antiphlogistique local ayant pour but surtout de prévenir la formation d'arthrite et de tumeur blanche. »

Je ne puis passer sous silence l'appareil de Sayre, (pour les déviations de la colonne vertébrale) ou carapace en plâtre que j'ai vu employer dans le service de M. Duplay à l'hôpital de Lariboisière.

Le malade étant suspendu par la tête et les épaules, de façon qu'il ne touche le sol que par l'extrémité des orteils à l'aide de l'appareil de Glisson ou de M. Golding-Bird, de Guy's Hospital, le chirurgien applique au niveau de l'hypogastre, et en outre, si c'est une petite fille, au niveau des deux seins, une couche très épaisse de ouate Il enveloppe ensuite tout le tronc par de larges bandes circulaires plâtrées et entre chaque couche il place tant en avant qu'en arrière des attelles de fer-blanc destinées à renforcer le bandage, on maintient le malade dans la suspension jusqu'à dessication complète de l'appareil. La ouate placée au niveau de l'hypogastre et des seins est alors enlevée. Elle a, comme on l'a compris, pour but de permettre à la vessie de se distendre et aux seins de se développer.

Ce bandage, qui « réunit à la fois l'immobilité des parties malades et l'exercice au grand air, » a donné aux chirurgiens qui l'ont mis à l'essai quelques succès remarquables.

L'appareil en stuc de M. Richet consiste en un mélange de gélatine et de plâtre.

En 1855, M. Richet, trouvant que la solidification du plâtre est trop rapide, avait cherché, en l'associant à certaines substances, à ralentir la prise du mélange.

C'est avec la gélatine que M. Richet a fait ses essais. Pour unir cette substance au plâtre, il en fait une solution au $\frac{1}{500}$ marquant 20° à 25° C. et la mélange en parties égales avec du plâtre finement tamisé. Quand la bouillie est complètement homogène, il en imprègne un certain nombre d'épaisseurs de tarlatane ou de fine mousseline, applique le bandage sur le membre recouvert de ouate ou de vieux linge. Le reste de la pâte stucquée servira à polir le bandage. Le mélange au $\frac{1}{500}$ se solidifie vingt-cinq minutes après son application.

Le premier appareil de M. Richet a été présenté par l'auteur à la Société de chirurgie dans sa séance du 21 février 1859.

Les deux avantages de ce procédé sont : 1° que l'appareil peut être fait avec toute espèce de plâtre même humide, même *éventé* ; 2° qu'il est légèrement imperméable.

CHAPITRE II

DES MATÉRIAUX.

Les matériaux nécessaires à la confection des bandages au gypse sont :

Le plâtre, *l'eau ordinaire* dont le mélange constituera un liquide crêmeux destiné à combler les vides de la charpente : *la tarlatane*. Enfin comme pièce accessoire, une ubst ance protectrice de la peau : la *ouate*.

1° *Du plâtre.*

Le plâtre ordinaire, ou sulfate de chaux impur et déshydraté, n'est autre que la pierre à plâtre ou gypse naturel que l'on a calciné et finement pulvérisé.

Le commerce en possède de plusieurs catégories :

Le plâtre fin à modeler, ou plâtre fin de Paris ;
— blanc fin des plafonneurs ;
— blanc ordinaire ;
— gris fin ;
— gris gros.

Je n'étudierai pas en particulier les propriétés de chacun de ces plâtres. Tous, comme l'a démontré par de nombreuses expériences le Dr A. Müller, de Strasbourg, ils peuvent servir à la confection des appareils, avec cette différence que la qualité dite de Paris subit une dessiccation beaucoup plus rapide que les autres, qui contiennent en outre souvent dans leur masse des grumeaux et des impuretés.

Mais à part ces inconvénients et la teinte gris sale qu'il donne à l'appareil, le plâtre gris ne change nullement les résultats, et n'a pas, comme on l'a prétendu, de tendance à s'émietter.

Lorsque le plâtre est exposé à l'air, il absorbe assez rapidement l'humidité atmosphérique, ou (pour me servir d'une expression consacrée) il s'*évente*. Il a perdu dès lors sa qualité précieuse de prompte solidification ; quelquefois même il ne durcit plus. La chimie conseille, pour lui rendre ses propriétés premières, de le calciner à nouveau ; mais ce moyen n'est pas pratique pour le médecin isolé. Les plâtriers, pour obtenir le même résultat, n'élèvent jamais au delà de 100 à 120° c. la température à laquelle ils exposent leur plâtre éventé pendant dix minutes environ. Ce moyen, aujourd'hui bien connu des chirurgiens, nous a toujours réussi sans que nous ayons eu besoin de recourir à une calcination nouvelle. L'eau bouillante nous a même semblé, dans certains cas, annuler les effets de l'*éventation*. Il est d'ailleurs facile d'empêcher le plâtre d'absorber l'humidité. Il suffit de le soustraire au contact de l'air en le maintenant dans une caisse de bois ou plutôt de fer-blanc ou de tôle, fermée hermétiquement par un couvercle. Si on doit le conserver longtemps, il est bon, dit le Dr A. Müller, d'ajouter à cette boîte un second couvercle mobile intérieur qui s'appliquerait toujours exactement sur la surface libre du plâtre, et descendrait à mesure que le niveau de celui-ci baisserait.

Des cinq variétés de plâtre, le gris fin est celui qui s'évente le plus rapidement.

Le plâtre qui serait porté à une température trop élevée absorberait moins d'eau que celui « qui est cuit à point. »

Il peut cependant être employé pour les bandages en chirurgie.

Le plâtre fraîchement et finement pulvérisé, lorsqu'il est mélangé à l'eau, se solidifie en quinze minutes environ. Certains chirurgiens ont jugé que cette prise est trop rapide, d'autres qu'elle est trop lente. D'où, de part et d'autre, on a eu l'idée d'associer au mélange certains corps dans le but de retarder ou de précipiter la solidification.

Corps qui retardent la prise |du plâtre.

Nous avons vu précédemment que M. Richet se ser d'une solution au $\frac{1}{500}$ de gélatine, et que la solidification ne se produit qu'après vingt-cinq minutes. Si on élève la dose de gélatine, 5 gr. par exemple pour un litre d'eau, le bandage met cinq heures à durcir, et de dix à douze heures avec dix grammes. La gélatine, à la dose de 1 gr. par litre, ne retarde pas la prise du mélange.

Quelques essais que j'avais faits en collaboration avec le Dr Luce, relativement à l'imperméabilité que nous cherchions à obtenir à l'aide d'un mélange d'acétate d'alumine et de silicate de potasse, nous ont démontré que le silicate d'alumine retarde la prise du plâtre. Ce sel uni dans la proportion de $\frac{1}{20}$ à la bouillie de gypse, empêche toute solidification. Au $\frac{1}{50}$ la prise ne se produit qu'après huit heures ; au $\frac{1}{200}$ elle a lieu une demi-heure après le début de l'expérience. Au $\frac{1}{500}$ la solidification est tout aussi rapide que si le plâtre était seul. Le silicate d'alumine nous a semblé également donner aux appareils un certaine degré d'imperméabilité.

Corps qui précipitent la prise du plâtre.

Il n'y a pas que l'humidité qui empêche les appareils au gypse de durcir rapidement. Certains plâtres, en effet, contiennent dans leur masse du sulfate de chaux cristallisé, appelé encore miroir d'âne, pierre à Jésus. Ces cristaux sont lancéolaires et visibles sous le champ du microscope. J'ai pu les constater très facilement dans des recherches faites à ce sujet avec M. Larocque (de Balleroy).

La pierre à Jésus, qui est rare dans le plâtre fin des plafonneurs et surtout dans le plâtre à modeler, se rencontre en grande quantité dans le plâtre blanc ordinaire,

C'est à elle qu'est due cette lenteur parfois excessive (cinq, six, huit heures) que mettent certains appareils à se solidifier.

Mais, hâtons-nous de le dire, ses effets sont neutralisés, de même que ceux de l'humidité, quand on prend soin d'ajouter au mélange soit de l'alun, soit du gros sel de cuisine, soit enfin du sulfate d'alumine.

1º *Chlorure de sodium.* — M. Larocque, à qui j'avais parlé des résultats que donne le mélange d'une certaine quantité de ce corps uni à la bouillie de gypse, a bien voulu rechercher son mode d'action par quelques expériences.

Voici le résumé des essais de cet habile chimiste :

1º 25 gr. de plâtre gâché dans 20 gr. d'eau se sont solidifiés en quinze minutes.

2º L'addition de 10 gr. de cristaux de sel gris de cuisine au même mélange a hâté de deux minutes la prise du plâtre.

3° Dans une troisième expérience, tout en conservant les proportions précédentes, on a substitué du sel gris pulvérisé aux cristaux de ce même corps. Le mélange était encore mou vingt-quatre heures après.

4° Le sel fin de table a donné les mêmes résultats que le sel gris pulvérisé.

Examinant alors la pâte de son second essai, M. Larocque a constaté qu'elle n'était pas homogène et que la solidification avait eu lieu principalement dans les points où se trouvaient des cristaux de sel marin.

D'où il émet cette conclusion, que : Le chlorure de sodium uni à la bouillie de gypse n'agit que comme un corps étranger autour duquel les molécules de plâtre viennent s'agglomérer comme sur un point d'appui.

C'est ainsi que le sel de cuisine favoriserait la solidification du mélange.

M. Zsigsmondy a reproché au sel de diminuer la résistance des appareils. Les expériences de M. Larocque sembleraient corroborer cette observation, qui n'a cependant pas un intérêt pratique aussi important que le croit le chirurgien de Vienne.

2° Alun et sulfate d'alumine. L'alun à 1/20 détermine la prise du plâtre en quatre minutes, en même temps qu'il lui donne une plus grande solidité. Le sulfate d'alumine présente des résulats plus avantageux encore. Trois minutes suffisent pour la solidification de l'appareil qu'il rend plus dur et presque imperméable.

Voici le mode d'action de cette substance, d'après de nombreuses expériences :

Le plâtre, quelle que soit sa provenance, contient de 4 à 8 0/0 de carbonate de chaux. Ce carbonate, en présence du sulfate d'alumine ou de l'alun, est décomposé. L'acide carbonique est éliminé et se dégage : il y a formation de sulfate de chaux avec précipité d'alumine, qui absorbe une grande quantité d'eau, et par là hâte la solidification. Il est probable qu'ensuite il se forme des aluminates de chaux ayant une composition difficile à déterminer, qui donnent une solidité très considérable à l'appareil.

J'ai constaté dans les recherches relatées plus loin (Voir chapitre suivant) et faites en collaboration avec M. E. Cauquelin, qu'au point de vue de l'imperméabilité le sulfate d'alumine est préférable à l'alun. Ce dernier, en effet, introduit dans le mélange un élément soluble : le sulfate de potasse, qui donne prise à l'action de l'eau, tandis que le sulfate d'alumine ne forme que des composés insolubles.

2° LA CHARPENTE.

La charpente est constituée par la tarlatane, étoffe grossière dont certaines variétés ressemblent à la toile d'emballage, et d'autres à la fine mousseline.

Toutes les tarlatanes peuvent servir à la confection des appareils. Il en est cependant quelques-unes qui trouvent leurs indications précises dans certains cas particuliers. Le chirurgien désire-t-il, par exemple, un bandage très épais et très dur, il devra s'adresser de préférence aux variétés à trame lâche, qui permettront d'employer une bouillie de gypse beaucoup plus consistante.

Si, au contraire, l'appareil est destiné à jouer un rôle peu important, comme ces circulaires dont on entoure parfois les gouttières plâtrées, le choix du chirurgien devra se porter sur la gaze à mailles serrées.

Mais comme il serait impossible au praticien de se procurer un jour l'une, un jour une autre variété, a-t-on l'habitude de n'employer pour les appareils que cette tarlatane qui sert à l'application des cataplasmes. Elle mesure environ cent cinquante mailles par centimètre carré. Elle est représentée fig. 1.

3° *Corps protecteurs de la peau.*

Quand on applique un appareil plâtré directement sur la peau, les poils se collent au bandage, d'où résultera plus tard, lors de l'enlèvement du plâtre, une épilation complète. Les douleurs qui résultent de cette épilation, chez les individus à tempérament nerveux et surtout chez les femmes, sont parfois si vives qu'elles seraient à elles seules une contre-indication formelle du plâtre.

Pour obvier à cet inconvénient on rase le membre, ou bien on recouvre la peau, qui doit être en rapport immédiat avec le bandage, d'un enduit d'axonge benzoïnée, d'axonge phéniquée, d'huile d'amandes douces, d'huile d'olives.

Mais la substance que le chirurgien doit préférer est, sans contredit, la ouate, qui permet de remplir à la fois deux indications : empêcher les poils d'adhérer et protéger la peau. Dans le procédé habituellement en usage à Paris, c'est-à-dire dans les applications d'attelles plâtrées, la protection de la peau n'est pas indispensable, à la rigueur.

La question relative à l'action irritante du plâtre, qui a soulevé tant de discussions à une autre époque, est aujourd'hui définitivement jugée, et ne doit plus préoccuper le chirurgien. Mais il est un autre ordre de lésions tégumentaires dont le plâtre est justiciable : je veux parler des excoriations et des eschares dues à la double pression (interne et externe) qui s'exerce sur la peau située entre le bandage et l'os sur lequel ce bandage prend son point d'appui. On en trouvera un exemple très remarquable dans le cours de ce travail. (V. p. 95, Obs. X)

Il est donc indispensable de matelasser certains appareils avec de la ouate.

Le commerce fournit trois variétés de cette substance : L'azurée, la bise et la noire.

La première est d'un blanc de neige, beaucoup plus fine que les deux autres, plus belle à la vue, plus douce à la peau, plus moelleuse, plus chaude même, si j'en crois quelques expériences personnelles.

La couche de gomme qui la recouvre est peu épaisse. Cette variété ne contient aucun noyau dur, aucune impureté, conséquences d'un cardage défectueux.

La seconde, ou ouate bise, est d'un blanc jaunâtre moins soyeuse ; elle contient une certaine quantité d'impuretés et beaucoup de petites nodosités. La couche de revêtement est plus épaisse.

Quant à la troisième variété, elle semble être le résidu des deux autres. Elle est fort peu moelleuse, je dirai même qu'elle est dure et qu'elle peut causer des douleurs aux malades pour peu qu'elle soit fortement serrée.

Enfin elle déteint quand on la met au contact de l'eau.

Lors donc que le chirurgien pourra choisir, il devra employer la ouate azurée ou bien la ouate bise, réservant la noire pour les cas dans lesquels il n'aura que cette dernière à sa disposition.

Chacune de ces trois variétés présente en outre un certain nombre de sous-variétés établies d'après l'épaisseur de la feuille : 28, 24, 20, 16, 12, 8, 5 onces, chiffres qui constituent le poids d'un mètre de coton.

Dans les dernières catégories, la couche de revêtement forme 1/10 de l'épaisseur de la feuille, quelquefois même 1/8. Or, cette couche, loin de protéger la peau, peut déter-

miner au contraire des lésions cutanées. Aussi doit-on
préférer toujours les numéros élevés.

4° *Préparation et application des matériaux.*

Après avoir pris ses mesures sur le membre sain, le
chirurgien plie la tarlatane et la *faufile* au besoin s'il s'agit
d'une bande ayant une longueur supérieure à 2 mètres.
Si le bandage consiste en une gouttière qui doit être munie
de fenêtres, ces dernières doivent être taillées immédiatement et occuper en étendue une surface plus grande que
celle des plaies.

Le chirurgien applique ensuite sur tout le trajet que
doit parcourir la bande plâtrée une couche de ouate d'une
épaisseur variable suivant les points où le bandage doit
exercer une pression plus ou moins forte. Pour maintenir
cette ouate dans la position voulue il la recouvre d'une
bande en tarlatane qui adhérera ensuite au plâtre et formera ainsi nos appareils *gypso-ouatés*.

On doit éviter autant que possible de faire porter la
ouate sur les plaies, à moins qu'on ne veuille pratiquer
l'occlusion complète.

Un aide préparera alors la bouillie de gypse. L'habitude
est que le mélange de plâtre et d'eau se fasse en parties
égales. Deux gobelets d'une capacité de 250 gr., destinés,
l'un à puiser l'eau et l'autre le plâtre, versent à tour de
rôle leur contenu dans un large vase. Il est bon, au lieu
de projeter le plâtre, de le semer sur l'eau. On évite ainsi
la production de grumeaux. Le mélange doit avoir une
consistance légèrement crêmeuse que l'on a comparée à
celle du pus louable. Moins consistante, la bouillie ne
donnera pas assez de solidité au bandage, plus épaisse

au contraire elle n'imbibera que les feuillets superficiels de la tarlatane.

Le bandage sera ensuite plongé dans le bain de plâtre dont il s'imbibera entièrement, quelle que soit son épaisseur, si on a soin de le *malaxer* dans tous les sens.

Poser enfin l'appareil sur le membre, le recouvrir d'une bande de tarlatane, le laisser sécher, couper après dessication et enlever ce que faire se pourra des deux bandes roulées qui servent à maintenir la ouate et l'appareil, polir ce dernier avec le reste de la bouillie du gypse, telles sont les dernières manœuvres qu'exécutera le chirurgien dans l'application de tout bandage plâtré.

CHAPITRE III.

IMPERMÉABILITÉ.

Les appareils faits avec des feuilles de tarlatane trempées dans un bain de plâtre ne tardent pas à s'imbiber des liquides avec lesquels ils peuvent être en contact, que ces liquides viennent des plaies ou des pansements. Aussi a-t-on songé soit à associer au mélange certaines substances, soit à recouvrir les appareils de corps qui les rendent imperméables.

La description et même l'énumération de tous les procédés mis en usage ne peut trouver place dans ce travail. Je ne décrirai donc que les principaux et j'énumérerai parmi les autres ceux qui me paraissent avoir quelques chances d'être essayés.

Nous avons déjà vu qu'en 1836 Lafargue et Pélikan

avaient conseillé l'amidon et la dextrine unis au plâtre, qu'en 1856, M. le professeur Richet proposait son mélange de stuc.

En 1865, Sarrasin employa de préférence la gomme.

En 1869, Giraldès se servait de glycérine mélangée à la bouillie gypseuse.

Mais les deux chirurgiens qui se sont les premiers sérieusement occupés de cette question sont MM. Mitscherlich en 1859 et Herrgott quelques années plus tard.

M. Mitscherlich fit paraître deux mémoires. Dans le premier il parle des enfants qui ne sauraient retenir leurs urines. L'huile, les couleurs à l'huile, dit-il, n'ont que des inconvénients, la colle, la dextrine, le silicate de soude, l'alun sont tout à fait inutiles.

Il préconise les résines à 30 ou 60 grammes dans 500 grammes d'alcool. A ce sujet il cite un appareil fabriqué qui resta quatre semaines sous l'eau sans rien perdre de sa solidité, bien qu'on eût pratiqué une fenêtre prenant la moitié de sa longueur.

M. Mitscherlich propose ensuite le ciment gâché dans une solution de silicate de soude. C'est là le mélange qui lui a donné le plus d'avantages après un certain nombre d'essais variés. Peu importe d'ailleurs le ciment : en France on peut se servir du ciment romain, de celui de Pouilly, de Roppe ou de Sentheim. Le silicate n'a pas d'action fâcheuse sur les plaies, toutefois il pourrait se faire qu'à la longue il se produise du carbonate de soude qui finirait peut-être par causer des excoriations et des ulcérations qu'un grand bain peut prévenir.

L'urine et le pus sont sans action sur ces appareils.

Dans son second mémoire l'auteur réserve le ciment pour les petits-enfants et préfère le plâtre dans tous les autres cas.

Le copal, la résine de Dammar (1) (que quelques auteurs désignent sous le nom de résine de Damas) et la gomme laque seraient les meilleures substances imperméabilisantes.

M. Mitscherlich préfère aux deux autres, vu son bas prix, la liqueur concentrée, de laque connu dans le commerce sous le nom de *politur*, mêlée à une égale quantité d'alcool rectifié. On doit répéter un certain nombre de fois ces applications pendant trois ou quatre jours consécutifs. La solution de térébenthine recouvre l'appareil sans le pénétrer. Les préparations de benzine ne doivent pas être employées en raison de leur mauvaise odeur. Par contre la solution éthérée de résine de Dammar au 1/5 lui a rendu de signalés services. Cette solution étant très inflammable, il sera bon de ne jamais l'appliquer le soir à la lumière.

Tous ces procédés d'imperméabilité, qui sont constitués par un simple revêtement de l'appareil, ne doivent être mis en usage que le lendemain de l'application du bandage.

M. Herrgott, de Strasbourg, en 1864, continua ces expériences avec son neveu le Dr Gallet. Il prit quinze attelles et les recouvrit :

1° De vernis copal anglais des carrossiers en dedans et en dehors ;

2° De vernis copal anglais au dehors seulement ;

3° D'huile bouillante, puis de vernis copal anglais ,

4° De cire intus et extra ;

5° De copal térébenthiné ;

6° D'huile bouillante seule ;

---

(1) Résine qui vient de la Malaisie et fournie par le dammaria orientalis de la famille des conifères. Elle est de couleur ambrée, en morceaux de la grosseur du poing.

7° De gutta-percha dissoute dans l'alcool ;

8° De collodion.

Et les plongea dans un bain avec d'autres attelles non imperméabilisées. Les n⁰ˢ 1, 2, 3, 4 et 5 ont résisté à l'eau, mais seuls les n⁰ˢ 1 et 5 ont conservé leur rigidité. Les n⁰ˢ 1, 2 et 5 sont les seuls qui peuvent être employés sans inconvénients.

Plus tard le chirurgien de Strasbourg (1874) préféra la résine blanche dissoute dans l'alcool.

Dans la guerre de Schleswig-Holstein, J. Neudœrfer se servit d'une solution alcoolique de cire.

Billroth conseillait : une couche de ciment, une solution de gomme laque, de verre hydrique (Wasser-Glass), le collodion, le vernis copal et le vernis des carrossiers.

M. le professeur Guyon recommande la toile cirée, la toile vernie au caoutchouc, le taffetas gommé dont on recouvrirait les attelles plâtrées.

M. Zsigsmondy (de Vienne) obtient l'imperméabilité de ses sacs de gypse en collant par dessus des feuilles d'étain à l'aide de colle d'amidon ou d'une solution de gélatine. Il avait tout d'abord essayé la stéarine fondue , puis un badigeonnage de vernis copal qui lui ont donné des résultats moins satisfaisants.

M. Cusco (1) à l'Hôtel-Dieu fixe sur les bords de la gouttière par simple pression des lanières de gutta-percha ramollies dans l'eau bouillante. Si on a soin de retourner en dedans de ces bords avec la pointe d'une spatule la gutta-percha, elle adhère fortement au plâtre une fois durcie et les liquides n'atteignent plus l'appareil.

J'ai cherché, dit Follin, à construire d'après les données de Gallet des appareils imperméables et j'ai fait plus particulièrement usage de deux substances recommandées

(1) Duprat. Thèse de Paris 1878.

par Mitscherlich : la solution éthérée de résine de Dammar et la solution concentrée de silicate de soude. Il suffit pour imperméabiliser un appareil déjà sec de l'imprégner à plusieurs reprises à l'aide d'un pinceau de charpie... Le malade, lorsque la solution éthérée a pénétré jusqu'à la face profonde de l'appareil, éprouve un sentiment de fraîcheur qui indique bien la pénétration du soluté de la résine.

J'ai aussi fait usage d'une solution concentrée de silicate de soude liquide qu'on emploie dans la construction des maisons pour combattre l'humidité qui envahit parfois jusqu'à une certaine hauteur les murailles du rez-de-chaussée. L'imbibition se fait comme précédemment, mais la dessication est plus longue à se produire. L'appareil devient dur, luisant, comme vitreux, environ une heure après l'infiltration du liquide, *il m'a paru alors plus imperméable que celui fait avec la résine de Dammar.*

Dans plusieurs services hospitaliers de la capitale on donne une légère imperméabilité aux bandages plâtrés en ajoutant un peu d'alun à la bouillie.

Giraldès conseillait d'enduire l'appareil d'une couche de colle-forte sur laquelle on applique de la percale très-fine.

On a également employé :

Le silicate de potasse marquant 33° à l'aréomètre Baumé et ayant une densité de 1,283 ;

L'argile ;

La graisse ;

La glaise ;

Des mastics en caoutchouc ;

Le goudron lui-même ;

La plombagine à l'état d'huile ;

La glycérine unie à la litharge ;

Le blanc de baleine ou la paraffine dissoute dans l'alcool ou la benzine ;

Le bitume de Judée ;

Les huiles grasses siccatives ;

Le bichromate de potasse dissous dans la colle 2/100.

On a recouvert des parties d'appareils avec le papier de plomb dont le commerce enveloppe certaines substances alimentaires. On a essayé d'associer au plâtre, avant de s'en servir, certaines matières, de faire par conséquent un plâtre spécial :

Plâtre aluné de Greenwood ; gypse ordinaire immergé pendant vingt-quatre heures dans une solution de 1/100 de borax et de crême de tartre, chauffé ensuite à 200° C. et réduit de nouveau en poudre.

De Wylde a proposé d'ajouter au plâtre le composé sui-vant :

Silicate de potasse. . .	100 grammes.	
Carbonate de potasse .	27	—
Eau	500	—

Séché vers 250° C. et réduit en poudre....., etc., etc.

Je termine ici cette trop longue énumération en cons-tatant avec M. Panas (1) que « plusieurs de ces appareils prétendus imperméables, *pour ne pas dire tous*, ne résis-tent qu'imparfaitement à l'épreuve de l'eau du bain et que l'épithète anglaise de Waterproof ne leur convient qu'à demi. » C'est ce qui m'a décidé à tenter de nouveaux essais dont je vais maintenant donner la relation.

Ces expériences, qui ont été faites en collaboration avec M. E. Cauquelin, pharmacien, dans son laboratoire, ont eu uniquement en vue les bains prolongés et l'irrigation continue.

____

(1) Nouveau Dictionnaire de médecine et de chirurgie pratique, t. III, p. 443.

Dans ces deux cas, en effet, les badigeonnages de silicates de soude et de potasse, de résine éthérée de Dammar, les vernis sont tout à fait insuffisants puisqu'ils n'imprégnent que la surface externe et jamais les couches profondes des bandages. Il nous a donc fallu trouver une substance, laquelle, mélangée au bain de plâtre, rendît nos appareils absolument imperméables dans toutes leurs parties.

Nous avons essayé tout d'abord les principaux procédés que nous avons fait connaître précédemment, mais outre qu'ils sont d'une difficile application, surtout pour le médecin de campagne, qui ne pourrait souvent se procurer les matières premières, ils ne nous ont donné que des résultats fort peu satisfaisants.

Seuls les corps gras nous ont semblé remplir le but que nous nous étions proposé. La difficulté était de les incorporer au bain de plâtre; nous y sommes arrivés en nous servant du liniment oléo-calcaire.

Voici du reste le résumé de nos expériences :

Après avoir fait une bouillie de plâtre avec parties égales d'eau et de plâtre, nous avons ajouté :

> Eau de chaux,
> Huiles d'amandes douces (1)   p. c.

Dans la proportion de 1/20 pour le bain.

Nous avons imbibé de ce mélange un bandage de tarlatane qui était solide, vingt minutes plus tard. Il a été alors immédiatement plongé dans l'eau où il est resté vingt-quatre heures sans subir le moindre ramollissement. Je dois même ajouter qu'en essayant de le briser, nous avons constaté qu'il était plus dur que lors de son immersion.

---

(1) A défaut d'huile d'amandes douces on peut se servir indistinctement de n'importe quelle huile, le résultat sera toujours le même.

Le liniment oléo-calcaire a pour résultat de ralentir de quelques minutes la prise du plâtre, ce qui peut être dans certaines circonstances, un avantage, mais qui par contre serait généralement une contre-indication de notre procédé.

Notre seconde expérience a eu pour but de remédier à cet inconvénient : un bandage trempé dans le même mélange auquel nous avons ajouté de l'alun ordinaire dans la proportion de 1/40 s'est solidifié en quatre minutes et a resisté aussi bien que le premier à l'action de l'eau.

Un troisième essai dans lequel nous avons substitué le sulfate d'alumine à l'alun nous a donné un appareil dont la solidification était complète trois minutes après le début de l'expérience sans que, pour cela, l'imperméabilité soit diminuée.

Signalons en terminant une dernière expérience à titre de curiosité : seize épaisseurs de tarlatane imbibées du mélange de plâtre, d'alun et de liniment oléo-calcaire et plongé immédiatement dans un bain *sans avoir subi de dessiccation préalable*, s'est entièrement solidifié sous l'eau dans l'espace de vingt minutes. Il faut dire cependant que les deux couches superficielles de tarlatane ne contenaient alors presque plus de plâtre ; mais la solidité générale de l'appareil n'était pas moindre que celle des précédents.

Ces expériences ont été répétées à l'Hôtel-Dieu de Caen par M. Lesigne en présence de M. Denis-Dumont qui les a contrôlées et approuvées.

— De tous ces procédés, les uns trouveront leur indication à peu près dans tous les cas, les autres seulement dans certains cas particuliers.

Examinons donc les circonstances qui nécessitent l'emploi de l'imperméabilité dans la pratique journalière. Ces circonstances peuvent être résumées en cinq propositions :

1° Le malade est atteint d'affections osseuses chroniques

ou de fractures compliquées de plaies donnant lieu à une suppuration plus ou moins abondante et sur lesquelles il n'est pas possible de pratiquer l'occlusion immédiate avec des nuages de ouate imbibés de collodion.

2° Ces plaies suppurent peu ; mais le chirurgien désire faire des pansements liquides : lotions, pansements à l'alcool, cataplasmes, pulvérisation listérienne.

3° Il existe ou il n'existe pas de solution de continuité tégumentaire, mais il y a indication de donner des bains au malade, et ces bains auront une courte durée (de 1 à 10 minutes) comme les douches et les bains de mer, soit une durée d'une demi-heure à une heure.

4° Je suppose un blessé atteint de fracture compliquée analogue à celle rapportée, page 68. Le chirurgien veut conserver le membre et ne voit aucune autre ressource à sa disposition que l'irrigation continue, « cet inappréciable moyen de traitement auquel Langenbeck a dû une grande partie de ses succès et qui a définitivement droit de cité dans la thérapeutique chirurgicale. »

5° Les enfants, dit Giraldès, sitôt qu'ils sont un peu souffrants, deviennent plus ou moins malpropres, ont des évacuations involontaires et malgré les précautions les plus minutieuses les appareils sont souillés. Ce que dit Giraldès des enfants peut souvent s'appliquer aux adultes porteurs d'affections osseuses chroniques et surtout aux vieillards. Dans cette catégorie je rangerai les individus atteints d'incontinence d'urine.

Voyons maintenant ce que doit faire le chirurgien dans chacun de ces cinq cas :

1° Supposons une plaie donnant lieu à une suppuration plus ou moins abondante. Il est inutile d'imperméabiliser l'appareil entier, une simple application de silicate de soude (1), de résine éthérée de Dammar, de vernis quelconque sur les points qui sont en contact avec les liquides, suffira. Si l'on a à protéger une gouttière, le procédé qui me semblerait le meilleur consiste dans l'application entre le bord de la gouttière et la peau d'une couche de ouate que l'on recouvre d'un badigeonnage de collodion empiétant à la fois sur la peau et sur l'appareil.

Je préfère ce moyen au taffetas gommé entourant les gouttières plâtrées. Je craindrais que le pus ne fuse entre l'étoffe imperméable et la surface cutanée qu'il irriterait par un contact prolongé.

2° Pansements liquides. Si ces pansements consistent dans de simples lotions, à la rigueur, avec un peu d'habileté on peut se dispenser des moyens imperméables, mais si l'on veut maintenir en permanence des topiques liquides, il est bon, après avoir protégé les bords de l'appareil, de le recouvrir de trois ou quatre badigeonnages consécutifs de résine éthérée de Dammar qui serait la seule substance pénétrante (?).

3° et 4° Bains et irrigation continue. Si les bains ne doivent pas avoir une durée plus longue qu'un quart d'heure, les solutions d'alun et de sulfate d'alumine seront tout à fait indiquées. Nous avons même plusieurs fois employé la résine éthérée de Dammar avec succès. Mais si le chirurgien désire donner à son malade des bains prolongés et répétés, une demi-heure, une heure, même chaque jour, seul le liniment oléo-calcaire rendra l'appareil assez imperméable pour qu'il résiste à l'action de l'eau.

A plus forte raison il en sera de même pour l'irrigation continue.

(1) Qui de plus est anti-putride comme l'ont démontré en 1872. MM. Rabuteau et Papillon. V. Société de chirurgie, 12 novembre 1872.

5° Quant aux enfants qui ont des évacuations involontaires, aux individus atteints d'incontenance d'urine, le but que doit se proposer le chirurgien est moins de protéger le bandage que la peau elle-même du malade, qui sous l'influence de l'action continuelle de liquides irritants ne tarderait pas à être le siège d'érythèmes, d'ulcérations et d'eschares.

Or, si quelquefois l'indication de la ouate semble formelle n'est-ce pas dans ce cas particulier?

Notre règle de conduite en pareille circonstance est la suivante :

Nous enveloppons de ouate le membre et l'appareil depuis le pied jusques et y compris l'aine et le bassin et nous renouvelons l'enveloppe protectrice chaque fois que son état l'exige.

CHAPITRE IV

ENLÈVEMENT DES APPAREILS.

« La section d'un bandage plâtré est une opération très laborieuse, a dit M. Merchie, nous avons vu maintes fois un chirurgien et plusieurs aides se succéder à cette tâche pénible et ne parvenir à ouvrir un appareil, qu'après une heure d'efforts..., et souvent ce n'est qu'à la sueur de son front qu'on en vient à bout. »

Si l'on veut passer sous silence les exagérations que contient cette objection, il est certains cas dans lesquels elle est très fondée. Je me rappelle qu'à l'Hôtel-Dieu de

Caen la section d'un appareil plâtré m'a demandé quelquefois vingt minutes de fatigue. Il s'agissait alors, il est vrai, de ceintures circumpelviennes avec spica inguinal, formées d'une centaine de feuillets de tarlatane juxtaposées.

Mais en thèse générale, on peut dire que l'enlèvement d'un appareil plâtré est chose facile.

Ainsi, quand le bandage consiste en une attelle postérieure à laquelle sont adjointes deux attelles latérales, si la gouttière n'embrasse pas plus de la moitié du membre, on retire ce dernier de sa coque aussi facilement que d'une boîte de Baudens, sans recourir à aucun instrument.

Si, au contraire, le bandage entoure les trois quarts de la jambe, on sera obligé, soit d'écarter les deux parties latérales, soit de les sectionner. Pour les écarter, si l'on est assez robuste, les mains seules suffiront, sinon, à l'aide d'un davier ordinaire ou d'une forte pince, on renversera en dehors les bords de la gouttière. Ce dernier procédé vaut peut-être mieux que le précédent, en ce sens qu'il permet d'agir lentement. Pour les couper, la pince coudée de Liston, les ciseaux à plâtre de Zsimanowski, les forts ciseaux de Matthysen, ou un sécateur ordinaire seront préférables au couteau, dont on ne peut souvent éviter les échappées et qui expose par cela même le patient à des blessures plus ou moins graves.

Quant aux appareils de Matthysen et de Van der Loo, qui n'ont que peu d'épaisseur, ou pourra se contenter, pour les sectionner, de bons ciseaux de trousse ou d'un couteau analogue aux serpettes de jardinier, c'est-à-dire concave sur son tranchant. Si l'on se sert du couteau, il est bon, comme l'a indiqué Billroth, de l'incliner de façon que la section soit oblique. La division s'effectuera ainsi plus rapidement.

Je ne parlerai pas des appareils en plâtre coulé qui

sont à peu près rejetés aujourd'hui de la pratique et qui réclament forcément l'emploi de la gouge et du maillet.

J'arrive enfin aux appareils circulaires, ce sont eux que visait M. Merchie dans cette phrase que j'ai citée plus haut.

Mais ces appareils ne sont pas tous semblables. Les uns ont été préalablement imperméabilisés, les autres, au contraire, n'ont été soumis à aucune préparation spéciale, certains sont très épais (cinquante doubles feuillets de tarlatane), d'autres ne sont formés que de dix à douze épaisseurs superposées. Ceux-ci enveloppent complètement le membre, ceux-là ne consistent qu'en de simples bandes plus ou moins distantes les unes des autres, tels sont ceux destinés à maintenir les gouttières.

Si le bandage n'est pas imperméable à l'eau, un grand bain légèrement alcalinisé, le ramollira suffisamment pour qu'on puisse l'enlever sans trop de difficultés. Mais si le mélange est réfractaire à l'eau, le chirurgien sera obligé de procéder autrement.

Heyfelder conseillait dans ce cas d'imprégner le plâtre d'acide azotique en suivant une ligne longitudinale sur laquelle l'appareil devra être fendu ou bien encore de l'user par le grattage.

Unterberger, professeur à l'école vétérinaire de Dorpat, proposa dans le même but l'acide chlorhydrique.

Mais l'emploi des acides a l'inconvénient très-sérieux, quelles que soient l'habileté et l'attention du praticien, de laisser couler le long de l'appareil des liquides corrosifs qui pourront atteindre, soit la peau ou le lit du malade, soit les habits du chirurgien, et causent ainsi des brûlures très graves ou des taches absolument indélébiles. Quant au grattage, si le chirurgien désire mettre sa patience à l'épreuve, l'occasion est très favorable. Ces procédés sont donc à rejeter.

On a proposé, dans le cas où l'appareil est formé de
bandes, après avoir soulevé le malade et décollé les deux
chefs des bandes, de les dérouler en suivant le trajet inverse à celui parcouru lors de leur application. Mais, en
admettant même qu'elles se décollent facilement les unes
des autres sur toute leur longueur, ce qui est excessive-
ment rare, la position donnée au malade est très gênante,
et pour peu que la consolidation osseuse ne soit pas complète, le cal peut se rompre. Enfin ce moyen, s'il s'agit
d'une fracture de cuisse ou du col du fémur ou bien d'une
coxalgie, demande l'intervention de quatre ou cinq aides
vigoureux.

Relativement à la mutilation de l'appareil à l'aide d'un
davier puissant, ayant la forme d'une pince de homard,
avec laquelle le chirurgien, saisissant une partie quelconque du bandage la tord, et par un mouvement brusque
entraîne ce qui ne peut résister, je dirai que ce procédé
est brutal, et comme tel ne peut être accepté.

A l'Hôtel-Dieu de Caen, les seuls instruments que l'administration des hôpitaux met à la disposition des internes
sont une forte scie, semblable à celles en usage dans les
amphithéâtres d'anatomie, et un sécateur de jardinier.

Voici comment, avec ces instruments primitifs, nous
sectionnons les bandages plâtrés : Dans le cas où la bande
est peu large et surtout peu épaisse (seize à vingt feuillets
de tarlatane) le sécateur nous suffit. Le membre étant
préalablement soulevé par un aide, nous écartons le plus
possible de la jambe les extrémités des deux chefs jusqu'au
point où ils se croisent, nous essayons alors de les décoller
l'un de l'autre ; si nous éprouvons de la résistance, nous
tournons la difficulté en coupant la bande. Le nombre
des sections est en raison directe du nombre des croisés.

Mais pour les appareils à fracture de cuisse et à coxalgie,
dans lesquels on se trouve en présence de quatre ou cinq

bandes juxtaposées, formées chacune de trente deux épaisseurs de tarlatane plâtrée, le sécateur est tout à fait impuissant, quoique cependant il nous rende encore, comme nous allons voir, de réels services. L'instrument principal est la scie. Afin d'éviter une double section du bandage de corps et du spica inguinal, nous dirigeons notre scie obliquement de bas en haut et de dehors en dedans, de façon à comprendre dans notre trait d'incision le point de réunion des deux parties de l'appareil. Nous scions d'abord, en suivant la ligne indiquée que nous avons préalablement marquée au crayon ou à l'encre, la bande superficielle, puis nous servant du sécateur, formée, à la fois comme d'un poinçon et d'un bras de levier au risque de le briser, nous décollons cette première bande. Nous répétons la même manœuvre pour les bandes sous-jacentes jusqu'à la dernière que nous ne scions qu'à moitié, laissant au sécateur le soin d'achever la section du bandage.

L'enlèvement de l'appareil s'effectuera seul en écartant suffisament les deux valves, ce qui, en raison de leur dimension, peut être fait lentement sans causer la moindre secousse au malade qui sera alors soulevé doucement et abandonnera sur son lit l'appareil qui ne tient plus à rien.

Ce procédé nous a toujours très bien réussi. Je ne sache pas qu'un seul malade se soit plaint d'avoir été même légèrement blessé, mais vu le genre défectueux des instruments, il demande des précautions sans nombre; par suite, il est d'une lenteur excessive, il est extrêmement fatigant, considération qu'un interne apprécie il est vrai, mais que le praticien appréciera encore davantage. Enfin, il est quelquefois difficilement accepté dans la clientèle.

Pour ces motifs j'ai pensé qu'un changement devait être apporté dans les instruments.

J'avais cru, tout d'abord, remplir le but désiré en adoptant une scie à chaîne modifiée. Un seul côté eût été tranchant, tandis que l'autre (qui est en regard de la peau) eût été mousse ; mais je compris bientôt que les interstices des dents ne tarderaient pas à se combler de poussières de plâtre et de débris de tarlatane, il me fallut donc abandonner cet instrument et songer à un appareil plus simple. Celui qui m'a le mieux semblé remplir les indications sans présenter d'inconvénients sérieux est représenté fig. 6, 8 et 10. Il a été très habilement exécuté par M. Hardivillé, fabricant à Chambly (Oise). C'est un grand sécateur à branches séparées, comme le montrent les fig. 6 et 8. L'une des branches (fig. 8), que je désignerai sous le nom de branche à pivot, répondant à la branche gauche du forceps, est destinée à être introduite à plat sous l'appareil plâtré. Son extrémité (X) est mousse et boutonnée. Elle porte immédiatement au-dessus de la poignée une tige transversale (E) d'une longueur de quatre centimètres et demi, chargée d'empêcher un trop grand rapprochement des branches et évite ainsi toute espèce de crainte pour la contusion des mains du chirurgien. L'autre branche, dite à mortaise (fig. 6), est tranchante à son extrémité, elle doit toujours se placer en dehors du bandage qu'elle sectionnera de dehors en dedans. Sa lame est munie, à la réunion de sa face externe et de son bord dorsal, d'une scie mobile dont je donnerai plus loin les indications (fig. 12). On peut, pour plus de facilité dans le transport de l'instrument, renverser la scie dont les dents correspondront alors à la face tranchante de la lame du sécateur (fig. 10).

La branche à pivot porte, à l'extrémité opposée à la lame, une spatule (D, fig. 10) et la branche à mortaise un poinçon (E, fig. 6).

Quant à l'articulation, elle se rapproche de celles des forceps de l'ancien modèle. La mortaise (B, fig. 6 et 12) est constituée par une échancrure placée au côté externe de la branche qui porte la scie. Elle décrit une courbe à concavité inférieure. Le pivot (*B*, fig. 8 et 10) est un simple boulon à large chapiteau dont la tige cylindrique a pour hauteur l'épaisseur de l'autre branche et pour diamètre le plus petit diamètre de la mortaise.

L'instrument entier mesure 40 centimètres de longueur. Les poignées sont à 15 centimètres de l'articulation, mais la puissance peut être reculée jusqu'à l'extrémité de l'instrument en entourant la spatule d'un linge et le poinçon d'un bouchon de liège. Les lames ont une longueur de 10 centimètres et correspondent aux plus larges appareils que nous employons.

J'ai essayé plusieurs fois ce sécateur et je ne lui ai jamais vu résister sérieusement des appareils composés de quatre-vingts à cent feuillets de tarlatane.

Voyons maintenant comment à l'aide de cet instrument on peut, sans fatigue pour soi-même et sans craindre de blesser le malade, enlever promptement un appareil plâtré.

Je suppose le cas le plus difficile : un bandage de fracture du col du fémur (fig. 5) ou un bandage de coxalgie (fig. 14). La scie étant préalablement mise en place, c'est-à-dire dos à dos avec la branche à mortaise du sécateur, le chirurgien par quelques coups de scie trace la ligne suivant laquelle doit se faire la section. La rainure étant marquée dans une épaisseur d'un demi à un millimètre, il désarticulera la scie qui est à peu près désormais inutile.

La branche boutonnée de l'instrument sera alors glissée sous le bandage, elle est peu large et trouvera grâce à l'épaisseur de ouate, dont nous avons l'habitude d'envelopper les membres de nos malades, un espace suffisant pour être facilement retournée (le tranchant de la lame regardant l'appareil). Maintenant de la main gauche cette première branche immobile, le chirurgien pour placer la seconde la fera glisser depuis sa pointe jusqu'à sa mortaise sous le pivot. L'articulation s'effectuera d'elle-même.

Le praticien pourrait éprouver dans le parcours de la seconde branche sur la première deux soubresauts dus aux deux tenons de la scie. Il lui sera facile de les éviter en ne faisant qu'effleurer légèrement le pivot.

L'instrument est ainsi mis en place. Tenant alors à pleines mains chacune des deux branches, le chirurgien les dirigera l'une contre l'autre, par une forte pression. Une section nette du bandage sera la conséquence habituelle de cette manœuvre.

Mais je veux bien admettre que le chirurgien ne soit pas assez fort pour sectionner en un seul temps cinquante ou soixante feuillets doubles de tarlatane plâtrée et que le premier coup de sécateur n'ait déterminé qu'une très-petite entaille à l'appareil.

C'est alors que le poinçon et la spatule trouveront leur indication : avec le premier, le chirurgien recherchera le point de jonction des deux premières bandes. Il écartera les deux lèvres de la plaie qu'il a faite à la bande superfi-cielle qu'il décollera ensuite dans une certaine étendue à l'aide de la spatule dont il se servira comme sécateur et comme levier.

S'il ne veut retirer la branche à pivot, le poinçon pourra sans qu'il ait besoin de se servir de la spatule répondre à toutes les indications.

Mais, me dira-t-on, si la bande plâtrée n'a été que fort peu atteinte, que ferez-vous? On peut alors tenter une nouvelle section, ou bien la briser avec le levier, ou bien enfin réarticuler la scie, et agir comme si l'opération n'avait pas encore été commencée.

La première bande détruite, la division de l'appareil ne souffrira plus de difficulté.

Une autre objection que l'on pourrait adresser à cet instrument est la suivante : L'espace situé entre le bandage plâtré et la peau est insuffisant pour permettre de ramener le tranchant de la lame interne en avant. On sectionnera alors obliquement.

CHAPITRE V.

INDICATIONS ET AVANTAGES DU PLATRE EN CHIRURGIE.

La chirurgie contemporaine semble avoir pris pour devise ce mot célèbre de Velpeau : « Plus je vieillis, moins j'ampute. » Si l'on veut en effet comparer le chiffre des amputations qui se pratiquaient il y a vingt ans encore dans les hôpitaux avec les statistiques actuelles, on sera étonné de la diminution des opérations sanglantes. A quel traitement tant de malheureux doivent-ils donc la conservation d'un membre et quelquefois la vie?

En répondant : aux appareils inamovibles et en particulier aux appareils de gypse, j'aurais la conviction de ne pas être dans l'erreur, mais je préfère sur ce point laisser la parole à Billroth, dont je citerai quelques lignes qui sont une véritable apologie du plâtre appliqué en vue de la chirurgie conservatrice.

« Je m'étonne vraiment, dit cet auteur, qu'aujourd'hui encore on fasse dans beaucoup d'hôpitaux un si grand nombre d'amputations de la cuisse pour des cas de tumeur blanche du genou ; si dans les cinq ans depuis lesquels je me trouve à la tête du service de chirurgie dans cet hôpital cantonnal de Zurich, dont la division chirurgicale ne contient pas moins de cent lits toujours occupés, si dans cinq ans, dis-je, je n'ai pu trouver qu'une seule fois chez une femme âgée et dans le marasme l'indication d'amputer la cuisse pour une carie du genou, cela ne veut pas encore dire beaucoup ; mais le fait de n'avoir eu connaissance, pendant les sept années que j'ai passées en qualité de chef de clinique à la clinique chirurgicale de Berlin, que de deux amputations de la cuisse pour carie du genou m'a toujours paru extrêmement remarquable, et cependant on trouve consignées tous les ans plusieurs de ces amputations dans les rapports cliniques des plus petites universités. Je suis très disposé à attribuer les résultats plus favorables et l'indication plus rare de l'amputation au traitement de ces maladies par l'appareil plâtré. »

Enumérer toutes les indications de l'emploi du plâtre en chirurgie serait passer en revue une grande partie des affections aiguës ou chroniques, osseuses, articulaires, tendineuses, musculaires, cutanées elles-mêmes. Je ne ferai donc que citer en m'appuyant autant que possible sur le témoignage d'illustres maîtres, les cas dans lesquels l'emploi du plâtre a été employé avec succès.

Fractures simples et compliquées. — Au temps où florissait la doctrine de Broussais, saignées, sangsues, tous les antiphlogistiques en un mot étaient de règle avec un appareil de Scultet renouvelé toutes les vingt-quatre heures ou tous les deux jours. Le meilleur antiphlogistique admis aujourd'hui est la fixation exacte des fragments à l'aide du plâtre et en même temps l'occlusion de la plaie, soit au moyen de la ouate (M. Alphonse Guérin), soit au moyen du collodion (M. Guyon) dans le but de prévenir les infections nosocomiales.

Les faits ont assez parlé en faveur de ce traitement pour que je me dispense d'une plus longue appréciation.

Les fractures artificielles, les pseudarthroses souvent

dues aux appareils amovibles, les résections, le rachi-
tisme, le mal de Pott, les déviations de la colonne vertébrale, la périostite, telles sont les autres affections osseuses
dont le plâtre a souvent amené la guérison (1).

Articulations. — « Immobiliser un membre dont l'une des
articulations est malade, dit M. Guyon, l'immobiliser dans
une bonne position, constitue la base de la thérapeutique
des maladies des jointures. » Aussi beaucoup de chirurgiens ont-ils l'habitude de se servir de gouttières plâtrées
dans l'entorse, dans les arthrites simples, dans certaines
luxations qui ont une tendance à se reproduire. J'ai vu
à l'Hôtel-Dieu M. Debove, remplaçant provisoirement
M. G. Sée, employer le même traitement dans le rhuma-
tisme mono-articulaire suite de cathétérisme ou de blen-
norrhagie. Mais de toutes les maladies des jointures,
celles qui semblent réclamer d'urgence l'emploi du plâtre
sont les tumeurs blanches, dont je parlerai dans un paragraphe spécial, et les plaies articulaires pénétrantes.

OBSERVATION I. — (Personnelle.)

X..., palefrenier, âgé de 28 ans, avait été soigné par un rebouteur
des environs de Caen, pour une arthrite consécutive à une entorse du
cou-de-pied, à l'aide de cautères potentiels. Quand le malade entra
à l'Hôtel-Dieu de Caen, salle Saint-Louis, lit n° 14 (service de M. Denis-
Dumont), il était porteur d'une large plaie pénétrante de l'articulation.
A chaque mouvement imprimé on voyait sortir une quantité notable

(1) Dans quelques cliniques étrangères, à Vienne, par exemple, dans les
services de MM. English et Zsigismondy, il n'y a pas jusqu'aux fractures de
côtes qui ne soient traitées par le *corset* plâtré. Malgré les quelques succès
publiés par ces deux auteurs (quel traitement des fractures de côtes n'a pas
eu ses succès), je me demande comment ce corset, qui ne peut être serré au
point d'immobiliser complètement le thorax, qui ne peut suivre les mouvements costaux, remplirait aussi bien les indications que la ceinture élastique en caoutchouc de M. Sarrasin et le demi-plastron, fait de bandes collodion-
nées, de M. Demarquay.

de synovie. Une épidémie d'érysipèle régnait alors dans nos salles de chirurgie, X... dut payer son tribut d'entrée, l'érysipèle gagna tout le corps, quinze jours plus tard notre malade était guéri de cette complication ; une gouttière plâtrée postérieure maintenue à l'aide de 8 de chiffres fut appliquée. L'immobilité complète de la région avec repos au lit, tel fut le seul traitement que subit ce palefrenier, qui put, deux mois après, sortir de l'hôpital. Une simple gêne dans le mouvement d'extension de la jambe sur le pied a été la seule conséquence de cette lésion.

Le plâtre a été recommandé par Follin dans la rupture des muscles et des tendons. A l'étude du traitement du pied bot, je dirai quels services nous a rendus le plâtre dans cette affection.

Pour combattre la rétractation des muscles (torticolis, adhérences profondes) et dans la ténosité, M. Herrgott n'emploie pas d'autre appareil que celui au gypse, et comparant cette méthode à celles d'autres chirurgiens, il déclare que les résultats qu'il a obtenus ont été des plus brillants. Billroth est le premier qui ait proposé le plâtre pour le traitement des plaies contuses sans fracture dans le but de maintenir les parties en repos. Grâce au plâtre, non seulement la douleur causée par le pansement est nulle, mais encore la fièvre traumatique disparaît en même temps que le chirurgien peut éviter, par la situation qu'il donne au membre, des adhérences cicatricielles et des déformations qu'une attention des plus soutenues de la part des parents, qu'une volonté des plus énergiques n'auraient pu empêcher. Le plâtre imperméabilisé permettra en outre l'usage de l'irrigation continue qui est un des principaux moyens prophylactiques de la septicémie.

M. le professeur agrégé Tillaux conseille (in Traité d'anatomie topographique, p. 115) au chirurgien appelé à donner des soins à un scoliotique, avant de commencer

le traitement qu'il doit lui faire suivre, de constatar son
état actuel à l'aide d'un moule de plâtre pour savoir si un
an plus tard une amélioration sensible s'est produite.

A ce propos, je devrais signaler l'utilité du plâtre pour
les orthopédistes, mais je m'en abstiens dans la crainte de
sortir de mon sujet.

Dans bien des circonstances, le plâtre peut remplacer
les machines les plus compliquées destinées à rendre les
mouvements à des articulations semi-ankylosées (V. plus
loin nos appareils à fractures de l'olécrane et de la rotule).

J'ai entendu M. Lefort conseiller dans le cas d'ankylose
du genou avec flexion de la jambe l'appareil suivant qui
peut produire une extension graduelle et lente : cet appareil est formé d'un anneau plâtré fémoral qui contient,
fixée dans son intérieur, l'extrémité d'une forte attelle
mesurant 30 à 40 centimètres et placée en avant de la
cuisse. Un second anneau tibial embrasse la jambe au-
dessous du mollet, on y attache une bande de caoutchouc
qui devra être fixée d'autre part à l'extrémité libre de l'attelle. Cette dernière étant suffisamment résistante entraînera forcément vers elle l'anneau tibial et conséquemment
la partie inférieure du membre pelvien. L'extension
pourra, de plus, grâce aux bandes de caoutchouc, être
graduellement réglée et empêchera qu'on ait recours aux
procédés brutaux. Pour ce qui a trait au bras, puisque le
but que se propose le chirurgien n'est plus l'extension
mais la flexion, le même appareil modifié, c'est-à-dire
deux anneaux (antibrachial et huméral) reliés simplement
par un lacs élastique sans attelle, donnera le résultat demandé.

Le même professeur recommande *aux praticiens à la
campagne* qui souvent n'ont pas d'aides capables et intelligents, après avoir délimité les points sur lesquels ils
veulent exercer la compression de l'artère crurale qui est

le siège d'un *anévrysme*, de faire usage d'un appareil plâtré entourant complètement la cuisse et ne laissant à découvert que les deux points où doit se faire la compression. Dans chacun de ses orifices un épais tampon de ouate maintenu à l'aide de lacs bouclés pourra remplacer avantageusement la compression digitale.

Médecine légale. — Il y a quelques années un médecin légiste étranger a fort ingénieusement mis à profit les propriétés du plâtre. Il fut chargé d'examiner un individu atteint d'ulcères à la jambe et soupçonné d'entretenir ces ulcères pour se recommander à la charité publique. L'occlusion ouatée ayant été préalablement faite, un appareil plâtré fut appliqué : quinze jours suffirent pour amener une guérison complète et faire reconnaître la fraude.

Obstétrique. — Une complication assez fréquente de l'état puerpéral est le relâchement des symphyses du bassin. Les conséquences de cette laxité sont pour la femme enceinte une gêne, une fatigue à se tenir debout. La marche est chez elle plus ou moins douloureuse, souvent même impossible. Au moment de l'accouchement la crainte de la douleur empêche la parturiente de contracter ses muscles abdominaux qui ne manqueraient pas de tirailler les symphyses. La force est donc réduite aux seules contractions utérines, d'où résulte une lenteur démesurée dans le travail. Pendant les suites de couches l'état des articulations pelviennes s'aggrave généralement et l'inflammation, la suppuration des jointures, la destruction des cartilages, la nécrose des os, telles sont plus souvent que la guérison les tristes suites d'une affection qui au début était bénigne et qui eût disparu facilement si elle avait été sérieusement traitée.

Les moyens thérapeutiques ordinairement conseillés sont les frictions stimulantes in loco dolenti et l'immobilisation compressive à l'aide d'un bandage de corps qui est absolument insuffisant, comme j'ai pu m'en rendre compte dans les quelques cas qu'il m'a été donné d'observer, ou bien la ceinture de Trousseau, faite en peau de daim, munie de lacets et embrassant à fois les os du bassin et les grands trochanters. Mais le bandage peut encore se relâcher, un lacet peut se rompre et faire perdre en quelques instants les fruits d'une immobilité de plusieurs semaines. La ceinture d'acier de M. Martin est infiniment préférable, elle a malheureusement pour inconvénient de ne pas être à la portée de la classe pauvre de la société.

Ne pourrait-on pas, en suivant les règles données par l'éminent médecin de l'Hôtel-Dieu de Paris, employer un appareil gypso-ouaté bivalve dont les charnières et les fermetures métalliques, selon le procédé du Dr Ott (v. page 10) se trouveraient sur les parties latérales du bassin. La valve postérieure mesurerait à sa partie moyenne 15 à 20 centimètres de largeur, et se continuerait insensiblement à ses extrémités avec la valve antérieure dont la largeur en avant serait égale à la symphyse pubienne. Pour appliquer ce bandage on n'a besoin que d'une bande de tarlatane plâtrée dont les tours seront plus ou moins imbriqués ou exactement superposés selon la largeur que l'on veut donner aux différents points de l'appareil. Une double section latérale constituera les deux valves.

Si le plâtre rend chaque jour des services à tous les chirurgiens qui veulent bien l'employer il en est deux surtout auxquels il me semble spécialement indiqué eu égard à leur situation. Je veux parler du médecin exerçant à la campagne et du chirurgien d'ambulance.

Le premier, en effet, éloigné de ses confrères n'a pour le seconder que des aides inexpérimentés. Il manque le plus souvent des premiers matériaux nécessaires à la confection des bandages les plus simples ; car il ne faut pas se le dissimuler, il existe bien des familles même aisées chez lesquelles le médecin ne trouvera pas de vieux linge, quoiqu'en dise le Dr A. Müller; on regrettera alors de *sacrifier* le linge neuf, on ne le donnera qu'à regret, quelquefois même on le *rationnera* si le pansement a besoin d'être renouvelé chaque jour.

Aussi le praticien à la campagne est-il le plus souvent obligé de se contenter de quelques petites pièces de linge ou d'étoffe avec lesquelles il confectionnera tant bien que mal un appareil de Scultet dont les attelles seront constituées tantôt par deux ou trois gerbettes de paille rigide, tantôt par des bouts de planches, ou encore par des bâtons. Quant aux coussins ils se réduiront à une ou deux épaisseurs de drap ou de laine. Quel immense avantage et pour le malade et pour le chirurgien aurait l'emploi du plâtre dans de pareilles circonstances. Billroth l'avait compris il y a quelques dix années : « Je ne doute pas, disait-« il alors, qu'un jour arrivera où tout médecin de cam-« pagne aura toujours en réserve quelques bandes « plâtrées. »

Toutefois ce n'est pas la seule ressource qu'offre le plâtre au praticien isolé. Habitant à une certaine distance de ses malades, qui eux-mêmes sont quelquefois éloignés les uns des autres de 15 à 20 kilomètres pour peu que sa clientèle soit étendue, souvent le chirurgien se verra forcé de confier aux parents une partie des pansements quotidiens ; mais s'il s'agit d'une fracture comminutive avec plaies et qu'un bandage approprié n'ait pas été appliqué, ou bien alors il mettra la vie de son malade en danger, ou bien n'écoutant que son devoir il devra doubler ses fatigues en augmentant considérablement le nombre de ses visites.

Je me rappelle à ce sujet un fait dont j'ai été le témoin dans la clientèle de feu le Dr Droulon, mon père. Un terrassier qui avait été pris sous un éboulement était atteint d'une fracture comminutive de la jambe vers la région moyenne avec plaie occupant les 4/5 de la surface cutanée et les muscles correspondants. Une étendue de peau saine de deux centimètres existait seulement à la partie postérieure. Ce blessé chez lequel l'amputation avait été jugée nécessaire par deux médecins appelés tout d'abord était complètement guéri quatre mois après son accident. Je passe sous silence il est vrai un raccourcissement dû aux nombreuses esquilles nécrosées que mon père avait extraites. L'appareil qui fut mis en usage était formé d'un simple plan incliné muni de deux coussins latéraux, le tout recouvert d'une toile imperméable. On ne devait songer à aucun bandage contentif sérieux à cause des pansements biquotidiens que réclamait la plaie. Or, ces pansements ne pouvaient être confiés à des aides en raison du défaut de contention des fragments osseux. Chaque jour donc une et souvent deux courses de 10 kilomètres étaient imposées au chirurgien dans l'intérêt de son client quand une simple bande plâtrée imperméable, se modelant sur les parties restées saines, eût permis à une main même inhabile de soulever le membre sans crainte pour la coaptation et de faire les pansements. Le médecin n'eût eu besoin, pour ainsi dire, que de surveiller de temps en temps le résultat.

Cette bande contentive aurait même *peut-être* hâté la formation osseuse du cal et la guérison du malade. Ainsi, dans ce cas, et il ne s'en présente que trop fréquemment de semblables dans l'exercice de la médecine à la campagne l'emploi du plâtre peut se résumer en ces deux propositions :

Surveillance moins assidue, visites éloignées moins nombreuses, moins de fatigue par conséquent pour le chirurgien ;

Moins de souffrances, maintien plus exact de la coaptation d'où guérison plus rapide pour le malade.

Enfin la clientèle du médecin de campagne ne se compose à peu près que de la classe pauvre et de la classe moyenne de la société. Peu de riches, hélas! nous honorent de leur confiance. Or, le plâtre est d'un prix très modique et il a cet avantage immense, lorsqu'il est confié à une main habile et expérimentée, de pouvoir, et souvent même avec avantage, tenir lieu de tout un arsenal de machines et d'instruments chirurgicaux compliqués et fort chers qui ne trouvent la plupart du temps leur emploi que dans les grandes villes et dans quelques hôpitaux.

Quant au chirurgien d'une ambulance située près du champ de bataille, le but qu'il doit se proposer est à la fois de faciliter les transports immédiats dans un hôpital plus ou moins éloigné, de simplifier le bandage de façon à ne consacrer à chaque blessé qu'un temps très court, enfin de donner à ceux qui lui sont confiés le plus de chances possibles de guérison.

Quand on lit le récit des guerres du premier Empire et qu'on voit nos malheureux soldats transportés dans des charrettes et des fourgons, n'ayant pour lit qu'une gerbe de paille, déposés chaque soir dans un local improvisé par l'administration de la guerre, rechargés le matin après que leurs pansements ont été tant bien que mal renouvelés et parcourir dans cet état 300 ou 400 kilomètres, on comprend facilement que ces grands convois étaient souvent à leur arrivée réduits d'un tiers, on devine les motifs des nombreuses amputations auxquelles chaque jour, *en route*, devaient procéder les chirurgiens.

Les causes de cette effrayante mortalité ne sont autres en effet que le mode primitif des transports et l'emploi de bandages défectueux.

Je sais que M. Le Fort a émis cette pensée, qui renferme

tout un système nouveau de chirurgie d'ambulance :
« L'hôpital doit aller vers le blessé ; » mais, comme le reconnaît lui-même l'auteur, cela n'est pas toujours possible.
Et d'ailleurs, quand on peut faire autrement, à quoi bon
conserver près de l'armée un grand nombre de blessés
qui *peuvent aller chercher au loin* des soins plus assidus?
Pourquoi ne pas prévenir les conséquences funestes de
l'encombrement en diminuant les malades? Pourquoi ne
pas diminuer la besogne déjà excessive des chirurgiens
d'ambulance? Enfin, laissant de côté toutes ces questions,
qui ont cependant une grande importance, considérons
une armée en déroute sans cesse obligée en toute hâte de
plier tentes et bagages. Que feront alors les chirurgiens
s'ils ne veulent laisser leurs blessés entre les mains de
l'ennemi? Ne devront-ils pas les évacuer sur les hôpitaux
lointains? Dans ces conditions, le mode de transport sera
certainement bien primitif, il est donc du devoir du médecin d'apporter aux bandages une modification telle qu'on
puisse se servir indistinctement pour porter les blessés de
fourgons et de voitures suspendues. Les Allemands, « à
qui l'on ne saurait refuser sans injustice un esprit pratique
qui se mêle dans de belles proportions aux choses scienti-
fiques pour en tirer le meilleur parti possible, » sont les
premiers qui aient compris ce point important. Pour eux,
un soldat atteint de blessures par armes à feu, de fractures
comminutives doit être transformé en « un véritable
ballot » auquel on ne touchera qu'à l'hôpital où il achè-
vera sa guérison.

Heyfelder raconte qu'à Grand-Essigny (guerre du
Schleswig-Holstein) il vit un capitaine prussien atteint d'un
coup de feu à l'articulation coxo-fémorale. On ne pouvait
« pour raison majeure » conserver le blessé à l'ambulance. Un moule de plâtre partant des orteils et entourant

la ceinture, permit à ce capitaine d'arriver *sans encombre* chez lui, « où il guérit. »

Le procédé des Allemands, en effet, n'est autre que le bandage plâtré, et son utilité a été si bien reconnue qu'elle a nécessité chez nos voisins le règlement du 29 avril 1869.

Conformément à ce règlement :

Chaque détachement sanitaire emporte avec lui 46 livres de plâtre, chaque lazaret 116 livres, le dépôt en est pourvu de 500 livres, d'où il résulte que chaque corps d'armée possède 1,000 kilogrammes de plâtre avec tous les accessoires : copeaux de cordonnier et de tapissiers, linges à plâtre, couteaux, ciseaux de Zsimanowsky.

Grâce à ces dispositions, les Prussiens ne se préoccupent que fort peu du mode de transport de leurs blessés. Bateaux à vapeur, chemins de fer, cacolets, litières à dos de mulet, voitures suspendues, brancards, charrettes, tout leur est bon. Si le malade est fatigué par les secousses inhérentes à la plupart de ces véhicules, du moins il n'est pas menacé sans cesse d'un défaut dans la coaptation des fragments. Le développement des phénomènes de réaction locale n'aura pas lieu, puisque le plâtre aurait la propriété de les prévenir (Neudoërfer). Les secousses paraîtront moins pénibles au blessé, et par suite les phénomènes généraux, qui sont les compagnons obligés de toute blessure grave, seront moins sérieux. La fracture étant, grâce au plâtre, considérée comme une complication plutôt que comme lésion principale, les pansements des plaies pourront être faits en route avec soin, surtout si l'appareil a été préalablement imperméabilisé. Quant au temps nécessaire à l'application du bandage, il me semble inutile d'en parler. J'ai établi précédemment (V. chapitre II, Des matériaux) que la solidification du plâtre peut être effectuée en trois minutes. Admettons que la confection de l'appareil demande autant de temps, en une heure le chirurgien d'ambulance aura pansé dix blessés dont il pourra abandonner les soins consécutifs aux infirmiers placés sous sa direction.

Neudoërfer résume en quelques mots l'utilité du plâtre pour les officiers de santé militaires : « Ce ne sera que lorsque tous les chirurgiens d'armée seront pénétrés de la *nécessité* et de la facilité d'application sur place des appareils au gypse que la chirurgie conservatrice célébrera son triomphe. »

AVANTAGES DU PLATRE.

Pour comprendre ces avantages, il faut naturellement comparer les appareils plâtrés aux autres bandages.

« Avec le système d'attelles en bois, des lacs, des fanons, » dit M. Burgraëve (in Génie de la chirurgie), « une fracture est toujours un accident grave, il faut que le chirurgien s'installe presque auprès de son blessé. Ce dernier est sur un lit de torture ; à chaque instant il sent son membre se déjeter, les fragments piquer douloureusement les chairs... » Avec le plâtre la situation du patient est tout autre ; l'immobilité étant absolue, la douleur est nulle, et le malade supporte son mal avec résignation. Le danger des appareils plâtrés serait précisément, au dire de Hueter, de rendre les plaies et les fractures indolores au point que les malades, ne souffrant plus, deviennent imprudents. Ce chirurgien raconte à ce sujet qu'un individu dont il avait réséqué le coude ne se plaignait que de l'impression désagréable que lui produisait sa main sur l'abdomen où elle reposait ; qu'un autre, dès la seconde nuit qui suivit l'opération, se leva et se servit de l'extrémité opérée pour arranger son matelas et ses couvertures.

Avec tous les autres appareils, dans les fractures de jambe la douleur du talon est si vive que les malades s'en plaignent continuellement. Avec le plâtre « le supplice du talon nous est depuis longtemps inconnu, disait M. Herrgott en 1864. Nous avons même remarqué à l'Hôtel-Dieu de Caen plusieurs malades atteints de fractures et porteurs d'excoriations au talon à l'époque de leur entrée ; or ces plaies, préalablement occluses au moyen de ouate, étaient, quand on procédait à l'enlèvement de l'appareil, complètement cicatrisées sans avoir causé au blessé la moindre douleur pendant tout le temps que l'immobilité avait été jugée nécessaire. M. Gaye comparant la rapidité avec laquelle se dessèchent les différents appareils inamovibles, assigne en moyenne :

48 heures aux bandages amidonnés ;
15 à 30 heures à la dextrine ;
4 à 6 heures au silicate ;
10 à 15 minutes au plâtre.

Nous avons même vu que l'addition du sulfate d'alumine, de l'alun et du sel de cuisine diminue considérablement le temps nécessaire à la prise de la dernière substance.

Le bandage plâtré ne demande que *peu de matériaux d'un prix très modique et qui se trouvent partout.*

Il n'exige aucun travail préalable. Il peut être rendu assez solide pour résister à tous les efforts, à tous les mouvements du malade (qualité très importante au point de vue des enfants et des aliénés). Il peut être imperméabilisé. Tout en se moulant plus exactement qu'aucun autre sur les membres, il permet de surveiller le point fracturé et, s'il est nécessaire, de faire chaque jour les pansements des plaies.

Enfin, seul parmi tous les appareils, il se prête à toute

éventualité, il peut être modifié comme le chirurgien le jugera convenable, et si le bandage au gypse n'avait que ce titre à la recommandation du praticien, ce titre ne suffirait-il pas à généraliser son emploi?

CHAPITRE VI.

OBJECTIONS. — INCONVÉNIENTS DU PLATRE.

> Il arrive souvent qu'un moyen thérapeutique est déclaré soit inefficace, soit dangereux parce qu'il est mal employé.
> MARCHAL DE CALVI.

Je ne pourrais passer en revue toutes les objections qui ont été adressées à l'endroit du plâtre pour les réfuter une à une. J'en ai d'ailleurs signalé, chemin faisant, un certain nombre. Parmi les autres je n'aborderai dans ce chapitre que celles qui m'ont paru les plus importantes.

« L'application est malpropre, a dit M. Merchie ; le chirurgien en déroulant la bande en exprime une certaine quantité de liquide qui va souiller les pièces de l'appareil, la chambre et les parties du malade, les vêtements du chirurgien et de ses aides. Nous avons vu à l'œuvre des chirurgiens très exercés et chaque fois que l'opération était terminée, ils avaient plus l'air de plafonneurs que de chirurgiens. »

Sans aller jusqu'à prétendre qu'on peut appliquer un appareil plâtré en costume de bal sans s'exposer le moins du monde à se salir, je dois dire que pour les petits appareils le médecin n'a besoin que de relever les manches de son habit. J'en ai eu encore dernièrement la preuve. Mais avec les grands bandages, pour éviter toute tache, on doit prendre des précautions. Toutefois le chirurgien n'at-il pas l'habitude, même dans la clientèle civile, avant de procéder à une opération, de mettre habit bas et de se couvrir d'un ou de deux tabliers ; qu'il considère donc l'application d'un appareil plâtré comme une opération et qu'il agisse en conséquence.

Quant au malade, dont M. Merchie voit avec peine souiller la chambre, le lit, les vêtements et la peau, il ne se plaindra certainement pas si la guérison est la conséquence de ces bien minimes inconvénients que l'on peut même diminuer en protégeant le lit et le parquet.

On a prétendu que le plâtre produit une sensation de chaleur douloureuse, de brûlures sur la peau avec laquelle il est en contact. J. Woillez a constaté que dans un moule de plâtre coulé qui marquait 6° R. lorsqu'il était encore liquide la température remonta jusqu'à 7° R. dix minutes plus tard et augmenta de 1° R. toutes les dix minutes environ, pour atteindre 13°,7 en une heure. Il constata donc 7° R. d'élévation dans la température. Mais eu égard au temps écoulé, le malade ne put se plaindre de douleur *cuisante analogue à celle de la brûlure.* De plus, le linge et la tarlatane ajoutés à l'appareil sembleraient diminuer l'élévation de la température du plâtre ou du moins la ralentir. Je n'ai fait à ce sujet aucune expérience, thermomètre en main, mais si j'en crois ce que j'ai moi-même ressenti et ce que m'ont accusé plusieurs malades intelligents auxquels j'ai adressé de nombreuses questions relatives à la chaleur que leur causait le bandage au plâtre pendant sa solidification, la température ne s'élèverait pas au delà de 3° à 4° C.

Legouest reproche surtout à ces appareils de causer de vives douleurs aux blessés et de gêner leur transport. M. Tillaux lui répond dans la thèse du D\ufeffr Pruvost que les deux principales qualités qu'il reconnaît au plâtre sont précisément la diminution, la suppression même de la douleur et la facilité de transport des malades. J'ai donné dernièrement des soins à un garçon de café atteint de fracture du radius vers sa partie moyenne. J'avais tout d'abord appliqué un bandage ordinaire avec attelles en bois interosseuses et bande roulée. Le malade n'a pris du sommeil que le jour où j'ai remplacé ce bandage par une gouttière plâtrée. Il a même pu alors soigner sa femme obligée de garder le lit pendant trois jours.

La striction prématurée avec fièvre, ampoule, etc., qu'objecte Dauvergne, est facilement évitée si l'on n'applique pas trop tôt un appareil circulaire et qu'on se contente tout d'abord, quand on craint une vive réaction, d'une attelle coudée postérieure.

Dois-je citer ce reproche incompréhensible même en théorie : « Le plâtre comprime d'une manière inégale? » L'appareil se montant *exactement* sur toutes les parties avec lesquelles il est en contact ne peut faire autre chose que de les comprimer uniformément.

Une autre objection plus sérieuse est la suivante : Il est une cause fréquente d'excoriations. J'en ai vu deux exemples, pendant mon année d'internat à l'Hôtel-Dieu de Caen, et ils étaient dus à nos appareils à double traction dont nous n'avions pas suffisamment matelassé l'anneau contre-extenseur. Mais avec les attelles cet accident ne se produit jamais. M. Herrgott, qui n'emploie aucun corps protecteur de la peau, n'a pas eu à constater la plus légère excoriation chez tous les malades qu'il a soignés. Le chirurgien prudent n'a-t-il pas d'ailleurs à sa disposition soit les corps gras, soit la ouate (1)?

(1) Loin d'être une cause d'érysipèle, j'ai vu chez trois malades le plâtre diminuer d'une façon trés remarquable la durée de cette affection nosocomiale en assurant un repos absolu aux parties.

Van der Loo raconte qu'une de ses clientes était atteinte
de fracture du tibia qu'il traita par un appareil plâtré.
Après six semaines, quand il examina la jambe, il la
trouva dans un état tellement désolant qu'il crut devoir
l'amputer, sans que la malade se soit plainte de la moindre douleur pendant la durée du traitement. Cet accident ne serait certainement pas survenu si, au lieu de
faire usage d'un appareil circulaire et complètement
fermé, Van der Loo s'était contenté d'une gouttière.

Dans sa thèse inaugurale le Dr Lambotin, sur 41 observations de pseudarthroses, signale 21 cas dont le plâtre
serait justiciable. Toutes sont des fractures de jambes,
moins deux : une de cuisse et une d'avant-bras. Mais chez
ces malades tantôt le plâtre a été appliqué au début, tantôt vers la fin de la consolidation. Il ne faut donc pas dans
tous ces cas incriminer l'appareil. *Post hoc, ergo propter
hoc !!!* La susceptibilité individuelle et l'influence de certaines saisons signalée par M. Hennequin jouent d'ailleurs
souvent dans les pseudarthroses un rôle capital; enfin les
appareils eux-mêmes peuvent n'avoir pas été convenablement appliqués.

M. Lambotin a également accusé le plâtre de retarder
la consolidation du cal, par contre le Dr Godefroy rap-
porte que sur 12 cas de fractures de jambe, les malades traités par l'appareil de Scultet ont séjourné dans
les hôpitaux (Vincennes compris) 143 jours en moyenne,
tandis que ceux qui ont été traités par le plâtre n'y sont
restés que 117 jours.

Quant aux cals vicieux, ce reproche ne peut viser que
le chirurgien qui n'a pas maintenu convenablement la
coaptation des fragments osseux pendant la solidification
du bandage. Mais, a-t-on ajouté, cet accident peut encore
tenir à une application prématurée de l'appareil plâtré,
lequel, au moment de la diminution du gonflement, de-

viendra trop grand pour le membre, qui par suite
« ballottera » dans tous les sens. Ici, le chirurgien me
semble encore responsable ; n'est-il pas de son devoir en
effet, dès que le bandage ne remplit pas toutes les indications voulues, de le renouveler immédiatement ou du
moins de le réparer et de combler les vides avec de la
ouate pour rétablir la coaptation exacte des surfaces osseuses ?

Plusieurs praticiens distingués (tels que M. Herrgott et
ses élèves) quoique partisans enthousiastes du plâtre re-
commandent de ne jamais l'employer dans les affections
qui siègent au-dessus du milieu du bras et de la cuisse.
Ainsi ils le rejettent dans les fractures du col huméral, de
la clavicule, du col fémoral, dans la coxalgie. Nous ver-
rons plus loin quels services les appareils en plâtre modi-
fiés nous ont rendus dans ces différentes maladies.

Le jeune âge, a dit Coulon (1), est une contre-indication des bandages au gypse. Cette opinion semble parta-
gée par M. de Saint-Germain qui ne sert jamais du plâtre
chez ses petits malades au-dessous de 10 ans. Appliquer,
il est vrai, une gouttière plâtrée à un enfant qui vient de
naître porteur d'une fracture au bras ou de la cuisse, serait peut-être inutile, vu le peu de temps nécessaire, dans
ce cas particulier, à la formation du cal ; mais plus tard
je ne comprends pas le motif qui empêche de faire béné-
ficier de ce moyen les enfants comme les adultes.

Les vieillards, eux aussi, ont été exclus du bénéfice du
plâtre et cependant en raison du défaut de vitalité des tis-
sus si manifeste au déclin de la vie, le bandage au gypse,
qui maintient exactement les fragments en coaptation,
permet peut-être mieux qu'un autre à la consolidation de
s'effectuer.

(1) Traité des maladies chirurgicales des enfants.

Observation II.

M. Denis-Dumont, fut appelé au mois d'octobre 1877, aux environs
de Caen, près d'un vieillard âgé de 78 ans, et atteint de fracture du
col de fémur. Un simple spica de l'aine fait avec une bande plâtrée
large de six doigts et épaisse de douze doubles feuillets de tarlatane,
fut appliqué. Ce spica embrassait à la fois toute la cuisse et tout le
bassin. Deux mois et demi d'immobilisation ont suffi pour amener une
consolidation complète. Un raccourcissement de deux centimètres n'a
pas empêché le malade de recouvrer presque intégralement l'usage de
son membre. Aucune des complications reprochées au plâtre n'a été
constatée pendant la durée du traitement.

Il est maintenant un inconvénient que je dois signaler
relativement aux bandages plâtrés appliqués au niveau
d'une articulation qui est le siège de tumeur blanche.
Leur effet est parfois tellement rapide qu'un insuccès se—
rait préférable à la guérison.

L'exemple suivant va développer ma pensée.

Observation III.

X..., garçon de café, âgé de 35 ans, couché salle Saint-Louis, lit
n° 44, était atteint d'une arthrite fongueuse du cou-de-pied. Cette
affection datait de cinq mois. L'articulation était très douloureuse, il
était même impossible au malade non-seulement de faire un pas, mais
encore de mettre pied à terre. X... avait perdu sommeil et appétit.
L'auscultation thoracique ne révélait aucun signe de tuberculose pul-
monaire malgré les antécédents du malade : père et mère morts de
phthisie chronique.

Deux jours après son entrée dans nos salles, sur les indications de
M. Denis-Dumont, j'appliquai à X... un bandage plâtré avec attelle
postérieure et croisés en avant et en arrière des malléoles. La nuit
suivante fut excellente, l'appétit revint bientôt et il s'était à peine
écoulé trois semaines que ce garçon de café réclamait, mais en vain,
l'enlèvement de l'appareil. On lui permit seulement alors de faire

quelques pas en s'appuyant sur des béquilles. Un mois plus tard il
semblait complètement rétabli et parlait même de sa sortie prochaine,
quand il fut pris tout à coup d'une hémoptysie abondante, et succom-
bait après avoir présenté pendant huit jours tous les symptômes carac-
téristiques de la tuberculose aiguë.

L'autopsie n'a pu être faite, le malade ayant été enlevé par sa famille
quelques heures avant sa mort.

Comme conclusion de cette observation je me suis demandé si l'on devrait tenter la guérison des tumeurs
blanches non suppurées chez les individus prédisposés à
la tuberculose. C'est une question que je soumets à mes
juges et qui ne mérite pas moins leur attention, je le
pense, que celle relative au traitement des fistules à l'anus.
L'une et l'autre ne sont-elles pas, en effet, généralement
deux manifestations des diathèses tuberculeuse et scro-
fuleuse entées simultanément sur le même sujet?

CHAPITRE VII.

LE PLATRE A L'HOTEL-DIEU DE CAEN.

Le plâtre fut introduit à l'Hôtel-Dieu de Caen en 1874
par M. Denis Dumont, et depuis cette époque notre excellent maître comprenant tous les avantages de cette méthode n'a eu qu'un but, celui de la vulgariser et de la per-
fectionner.

Pour la vulgariser il lui a suffi de présenter ses bandages et de montrer les résultats qu'ils nous donnent aux
nombreux médecins qui ont bien voulu nous honorer de
leur visite.

Droulon.   6

Aussi le plâtre compte-t-il aujourd'hui beaucoup de partisans tant dans le Calvados que dans les départements limitrophes, et parmi les anciens élèves de notre école je n'en connais pas un seul qui se rappelant les succès de ces appareils n'en fasse aujourd'hui profiter sa clientèle.

Quant aux perfectionnements, je les signalerai en passant successivement en revue les principales affections osseuses et articulaires les plus fréquentes de la pratique hospitalière.

Il en est cependant un, le plus important sans contredit, que je dois décrire dès à présent pour en faire comprendre le principe, quitte à revenir plus tard sur ses modifications lorsque je citerai les cas dans lesquels il est applicable.

Je veux parler de l'appareil à extension continue, désisigné par M. Denis-Dumont sous le nom d'*appareil à double traction*. Cette expression sujette à critique, comme en convient lui-même l'auteur, a pour elle l'avantage d'empêcher toute confusion avec les appareils connus et d'indiquer le mécanisme suivant lequel agit le bandage.

Supposons une fracture avec raccourcissement ; pour opérer la coaptation le chirurgien est obligé d'exercer une traction sur le fragment inférieur et de prier un aide d'agir dans une direction inverse sur le fragment supérieur.

« Rendre continue cette traction en sens opposé, maintenir la coaptation, en un mot remplir exactement et d'une manière constante le rôle des aides, tel est le principe de ces appareils,

Ils se composent de deux parties, appliquées en deux temps : le segment extenseur et le segment contre-extenseur. Le premier, en outre, généralement destiné à maintenir la coaptation, se prépare à l'aide d'une bande formée de seize épaisseurs superposées de tarlatane et variant naturellement de longueur suivant le siège de la fracture.

Cette bande imbibée de plâtre et roulée à deux chefs s'applique sous la plante du pied ou sous le coude dont on la sépare par une compresse graduée. On épuise les deux globes en faisant des 8 de chiffres qui, entourant le membre, ne s'arrêteront qu'au delà du point fracturé.

Une modification a été dernièrement apportée à ce segment extenseur, lequel, au lieu d'être formé d'une simple bande, se termine à son extrémité supérieure par deux valves.

Ces valves, grâce à leur élasticité, pourront suivre la diminution de volume qui se produit toujours dans la région au bout d'un certain temps. Elles sont de plus maintenues par un lacs que l'on doit serrer dès qu'on s'aperçoit que la striction est insuffisante.

Le premier bandage appliqué, on le laisse sécher après l'avoir comprimé par une bande de tarlatane ordinaire, de préférence (par économie) à la toile, puisque cette bande devra bientôt être sectionnée. Après solidification complète, on recouvre le bandage d'un corps destiné à empêcher les deux segments de l'appareil complet de se souler l'un à l'autre. Nous avons essayé alternativement l'huile, l'aonge benzoïnée et le collodion ; chacune de ces substances ont eu le même résultat. On préviendra encore l'accollement des bandages si l'on a soin d'exercer, au moment où le segment contre-extenseur est bientôt solidifié, quelques tensions répétées sur le segment extenseur.

Un morceau de bois mince et poli, une feuille de carton imperméable rempliraient le même office, mais il vaut mieux s'adresser aux substances qui, tout en empêchant l'adhérence, facilitent le glissement ; d'où notre préférence pour l'huile qui n'a pas l'inconvénient de rancir comme la graisse et de se détacher comme le collodion. Il sera bon, pour plus de sécurité, d'entourer le segment extenseur d'une couche peu épaisse de ouate que l'on enlèvera quelques heures plus tard.

Le segment contre-extenseur sera formé d'une bande d'une longueur et d'une largeur généralement doubles de celles du segment extenseur.

Après l'avoir imbibé d'un mélange en parties égales de plâtre et d'eau, on roulera cette bande en deux globes dont on appliquera le milieu au-dessus du premier étrier qui en sera séparé par l'interposition d'un tampon mesurant 10 à 12 centimètres d'épaisseur.

Les deux chefs devront monter directement jusqu'à l'extrémité supérieure de l'os fracturé ou des os voisins qu'ils embrassent. On aura soin, pour augmenter leur rigidité, de plier en deux ces attelles dans le sens de leur longueur et d'intercaler entre ces deux doubles une tige de bois mince. La solidification de cette seconde partie de l'appareil ayant été obtenue, avec les précautions précédemment décrites (pour éviter que les attelles ne s'écartent trop du membre), on enlèvera les deux coussins placés entre l'extrémité de l'appareil extenseur d'une part, et d'autre part entre les étriers.

Rapprochant alors l'un de l'autre ces deux étriers par un lacs, soit en toile, soit (et de préférence) en tissu élastique qui a pour avantage de rendre la traction permanente, on attirera en bas le segment extenseur et avec lui le fragment inférieur de l'os fracturé en même temps qu'on repoussera vers le tronc le segment contre-extenseur qui entraînera forcément avec lui le fragment osseux supérieur, ou bien, en résumé, le segment extenseur remplacera le chirurgien qui produit l'extension, et le segment contre-extenseur tiendra lieu de l'aide chargé de la contre-extension.

Ces bandages, en outre des avantages inhérents au plâtre et pour lesquels je prie le lecteur de se reporter à un chapitre précédent, présentent des qualités qui ne se rencontrent que rarement dans les appareils à extension continue même les plus chers et les plus compliqués.

Ils sont applicables à toutes les fractures, surtout aux fractures obliques, simples ou comminutives, avec ou sans plaies. Ils maintiennent d'une façon mathématique la coaptation des fragments.

L'extension ne s'exerce pas sur un point limité, mais sur toute la surface du membre situé au-dessous dë la fracture. Il en est de même de la force contraire.

La pression cutanée est peu sérieuse vu l'épaisse couche de ouate dont nous avons l'habitude de protéger la peau.

L'extension est parallèle à l'axe du membre et maintient ainsi la rectitude normale de l'os fracturé.

La force que l'on emploie est presque insensible, elle est lente, graduelle et continue, elle peut même au besoin être mesurée à l'aide d'un dynamomètre interposé entre les deux anses inférieures.

Les deux segments passant en arrière des malléoles forcent le pied à rester pendant toute la durée du traitement dans la flexion à angle droit sur la jambe.

Les hydarthroses qui accompagnent si fréquemment les fractures, comme l'a prouvé M. Berger, sont toujours, grâce à ces appareils, prévenues tantôt par la compression uniforme et régulière qu'ils exercent au niveau de la jointure (fracture de jambe), tantôt par l'extension à laquelle cette jointure est soumise (cuisse), tantôt enfin, suivant le conseil de M. Le Fort, en permettant d'exercer dès le vingt-cinquième jour quelques mouvements (bras).

APPLICATIONS

§ 1. — FRACTURES DE LA JAMBE (fig. III et fig. IV).

L'appareil tout d'abord adopté à l'Hôtel-Dieu de Caen pour les fractures de jambe est représenté (fig. III). Le segment extenseur est constitué par des 8 de chiffres embrassant le point fracturé B. Le segment contre-extenseur est indiqué par les lettres A, A et le lacs réunissant les deux étriers par C.

La fig. IV montre la modification bivalve apportée à l'appareil précédent. Sur le dessin, la fracture est supposée exister vers le milieu de la jambe ; quand elle siège au tiers inférieur, les 8 de chiffres sont considérablement réduits (quelquefois il n'y en a qu'un seul), les valves au contraire sont trés-étendues.

L'observation suivante donnera le procédé d'application du bandage

OBSERVATION IV.

X..., cultivateur, à Luc-sur-Mer (Calvados), sautant précipitamment de voiture, le 15 août 1877, reste le pied engagé dans une ornière, et le violent effort qu'il fait pour se dégager avant le passage de la roue lui fait exécuter un mouvement de torsion qui brise la jambe à sa partie moyenne. Un médecin est aussitôt appelé et constate à la partie antéro-interne de la jambe une large plaie par laquelle le fragment inférieur du tibia brisé très obliquement de haut en bas et d'avant en arrière fait issue de 4 à 5 centimètres· Grâce à l'étendue de la plaie une traction modérée amène la réduction. mais cette réduction ne peut être maintenue par un bandage de Scultet, appliqué le jour même. On a recours à des compresses graduées qui enflamment et sphacèlent la peau.

Le 18 avril, M. Denis-Dumont est appelé pour faire la résection de la partie saillante du tibia. Avant d'en venir à l'opération, le chirurgien croit devoir tout d'abord faire usage de son appareil à double traction. Le lendemain X... entre à l'hôpital et le 20 avril on applique l'appareil suivant (fig. IV).

On prépare une bande de tarlatane assez large pour que chaque chef enveloppe un peu moins que la moitié de la jambe (de façon à laisser de chaque côté un espace libre de deux travers de doigt environ). Cette bande est pliée en double vers sa partie moyenne dans une longueur de 40 centimètres. Le plein de la bande est appliqué sous le pied dont elle est séparée par une compresse graduée ou par une bande roulée. Les deux chefs sont ensuite ramenés vers le talon où ils se croisent pour revenir en avant au-dessus des malléoles. De là, ils se dirigent directement en haut pour atteindre le quart supérieur de la jambe. Ces deux bandes étalées dans toute leur largeur laissent entre elles en avant et un peu en dehors un intervalle de deux doigts environ ; en arrière il existe une semblable séparation.

Pendant cette application, une traction énergique est exercée sur le pied et la coaptation est exactement maintenue jusqu'à dessication complète de cette première partie de l'appareil. Dès que la solidification est obtenue (après six minutes), on prépare une seconde bande plâtrée dont la partie moyenne est placée directement au-dessous de l'anneau formé sur le pied par la première bande, mais dont elle reste séparée par une distance de 10 à 12 centimètres. Les chefs sont ramenés de chaque côté en remontant directement le long de la jambe sans toucher en aucun point le bandage extenseur, ni la jambe elle-même. Au niveau de l'articulation fémoro-tibiale, un peu au-dessus des valves précédemment décrites, on croise les deux chefs et on fait un ou deux 8 de chiffres qui embrassent étroitement toute la partie supérieure de la jambe et le genou (sur la figure IV un simple anneau tibial est indiqué). Une petite attelle de bois très mince est placée de chaque côté dans l'épaisseur même de la bande qu'elle renforce. La solidification du plâtre étant terminée, on applique le lacs qui maintient, par l'extension continue, exactement la coaptation des fragments osseux.

Les jours suivants la suppuration est abondante au niveau du foyer de la fracture, une solution de silicate de soude dont on imbibe les bandes plâtrées les rendent inattaquables au pus et aux divers liquides nécessités par le pansement.

Pour panser la plaie, chaque jour on écarte légèrement les valves, que l'on remet en place, en les serrant à l'aide d'un lacs élastique bouclé, dès que l'opération est terminée.

Le 15 mai, un mois après l'accident, la plaie n'est pas encore entièrement cicatrisée, mais on constate un commencement de consolidation osseuse dans les fragments qui sont toujours en contact.

Le 20 juin, l'appareil est enlevé, la consolidation est complète, il n'y a pas de raccourcissement, et le malade sort le 1er juillet en ne conservant qu'une légère raideur des articulations qui a complètement disparu depuis.

OBSERVATION V.

E. H..., employé de commerce, 33 ans, entre à l'Hôtel-Dieu de Caen, le 26 juin 1877, porteur d'une fracture de la jambe droite, au tiers inférieur. Trois jours auparavant il était tombé sur un trottoir glisssant, et dans la chute la jambe avait été prise sous le corps. On constate à la région antérieure une très petite plaie qui donne lieu à une hémorrhagie veineuse abondante : hémostase à l'aide d'un carré de toile collodionnée, le membre est enfermé dans une boîte de Baudens, compresses imbibées d'eau fraîche.

Le 29 juin. Application d'un appareil de Scultet.

Le 10 juillet. Appareil plâtré (enduit d'une solution éthérée de résine de dammar), d'après le modèle représenté figure III. L'application de cet appareil ne différant en rien de la précédente, je me garderai de la décrire.

Le 12. Le malade prend un bain alcalin d'un quart d'heure, qui ne détermine pas de ramollissement dans le bandage.

Le 14. Deuxième bain.

Le 20. Troisième bain.

Le 25. Quatrième bain.

Le 14 août. Enlèvement de l'appareil qui est demeuré aussi solide que le premier jour.

Le 1er septembre. Le malade se lève et marche à l'aide de béquilles.

Le 15. Sortie de E. L... dont la jambe ne présente aucun raccourcissement.

Ce malade, qui a bien voulu venir me rendre visite au mois de décembre suivant, a repris son travail le 6 octobre. On sent à peine l'existence du cal.

CONCLUSIONS. — *L'appareil à double traction* a permis

chez notre premier malade de conserver un membre que la plupart des chirurgiens n'auraient pas hésité à amputer. Dans les fractures en V du tibia qui font craindre un sphacèle de la peau dû à la pression du fragment conique, il suffit pour maintenir les surfaces osseuses en parfaite coaptation. Il rend ainsi inutile la pointe de Malgaigne qui a donné, tant à son auteur qu'à MM. Le Fort, Guyon, Gosselin, Herrgott et Rigault (de Strasbourg), etc., d'ex-lents résultats, mais qui par contre n'a pas toujours été inoffensive. On cite plusieurs cas de mort imputables à cette pointe implantée jusque dans le canal médullaire. Elle est d'ailleurs contre-indiquée si la fracture est com-minutive et surtout compliquée de plaie. L'appareil à dou-ble traction ne présente au contraire aucune contre-indi-cation. Grâce au mélange que j'ai indiqué précédemment ou à une couche de vernis, il peut être imperméabilisé, et si l'on a soin de ménager une fenêtre d'une étendue égale à celle de la plaie, on pourra tout à la fois maintenir la coaptation et l'extension continue et faire les panse-ments nécessaires à la guérison rapide de la plaie.

§ 2. — Fracture de cuisse (fig. V).

> Assurément il existe sur ce point (traite-tement des fractures du fémur), une lacune daus la thérapeutique chirurgicale et nous de-vons encourager les efforts de ceux qui ten-dent à la combler. Broca.
> *Société de chir.* (Séance du 16 déc. 1868.

L'appareil représenté fig. V est bivalve. Le segment extenseur est destiné à maintenir la contention des frag-ments osseux.

Au niveau de la région poplitée, il offre une échancrure et forme une attelle postérieure chargée de soutenir l'articulation tout en évitant que le bord inférieur des valves ne presse fortement sur elle. L'extension prend tous ses points d'appui sur la jambe. Elle exerce donc son action non seulement sur le fragment inférieur du fémur, mais encore sur la jointure, et prévient ainsi la formation d'une hydarthrose. Quant au segment contre-extenseur A, A, il porte sur le grand trochanter en A', sur la région inguinale, sur le sacrum, en un mot sur tout le bassin auquel il forme une ceinture et un spica.

Le bandage est vu sur le dessin par son côté externe, de façon à montrer le point d'appui trochantérien.

Dans l'appareil primitif le segment contre-extenseur était chargé de maintenir la coaptation des fragments (le segment extenseur ne dépassant pas le tiers supérieur de la jambe). Au lieu d'épuiser la bande (A) sur le bassin, nous la ramenions sur la cuisse que nous entourions entièrement. Le grand inconvénient de ce procédé est qu'il ne permettait pas de surveiller la fracture, c'est ce qui a décidé M. Denis-Dumont à faire usage des valves pour la cuisse comme pour la jambe.

Pour appliquer l'appareil, on prendra une bande de tarlatane, longue de 3 mètres et demi, large de 3 travers de doigt, épaisse de 16 à 24 feuillets. Cette bande sera dédoublée à chacune de ses extrémités dans une étendue de 30 à 35 centimètres. Après l'avoir imbibée de bouillie de plâtre, on l'appliquera selon le procédé ordinaire en ayant soin de passer en arrière des malléoles et en faisant sur la jambe des 8 de chiffres jusqu'au niveau du genou. On rapprochera alors l'une de l'autre les deux valves qui, à ce point, sont doublées en largeur, pour les écarter ensuite au niveau de la fracture.

La seconde partie sera constituée par une bande composée de 12 à 16 doubles épaisseurs de tarlatane, bande mesurant 5 à 6 travers de doigt en largeur et 5 à 6 mètres en longueur. On en formera deux attelles latérales qui se termineront l'une au pli inguino-crural, l'autre au grand trochanter et qui enserreront dans leur intérieur (puisqu'elles ont été préalablement doublées commè l'appareil contre-extenseur de la jambe) deux attelles de bois. On épuisera les deux chefs en formant un spica de l'aine et une ceinture pelvienne.

— Beaucoup de chirurgiens ont conseillé, pour faciliter l'application des appareils dans les fractures de cuisse, dans les fractures du col du fémur, dans les coxalgies, l'emploi de *pelvi-supports* : tels sont ceux de Pirogoff qui le premier en a donné l'idée, de Luëcke, de Wolkmann, de Roser, de Vœlkers, de Bardeleben, de Neudœrfer, de M. Cusco, la croix de fer de Burns, etc..... Aucun n'est en usage à l'Hôtel-Dieu de Caen. A défaut de ces moyens quatre aides vigoureux sont obligés de soutenir le patient pendant dix à quinze minutes. Dans un hôpital ces aides sont faciles à trouver, dans la clientèle il n'en est plus ainsi, et c'est alors que les pelvi-supports rendent de réels services.

La plupart de ceux que j'ai précédemment signalés sont compliqués, le suivant me semble préférable, parce qu'il est d'une simplicité extrême et peut être fabriqué à la campagne comme à la ville.

Il consiste en une large planche ordinaire, sur laquelle est implantée une tige résistante de 30 à 40 centimètres, qui porte à son autre extrémité une sorte de selle d'amazone. Le pommeau et le siège de cette selle sont aussi étroits que possible et suffisamment matelassés. Le patient ne doit poser sur ce support que par son côté sain. Si la cuisse gauche est fracturée, c'est l'ischion droit qui supportera tout le poids du malade, et *vice versa*.

Ces pelvi-supports ont en outre pour avantages de faciliter le maintien des deux tractions en sens inverse pendant l'application du bandage, et même à la rigueur de rendre la contre-extension inutile, considération qui n'est pas dénuée d'importance au point de vue du médecin isolé.

— Comme avantages spéciaux que présente l'appareil à fracture de cuisse de l'Hôtel-Dieu de Caen, je signalerai les suivants :

Laugier, en étudiant le mécanisme de l'extension permanente avait remarqué que la contre-extension n'est active que si le bassin est soulevé, ce qui n'a lieu qu'avec les appareils embrassant à la fois le bassin tout entier et le membre pelvien, le bandage à double traction ne répond-il pas à cette indication tout aussi bien que la grande gouttière de Bonnet? Il permet même de soulever les malades, sans danger, lorsqu'ils éprouvent le besoin d'aller à la garde-robe.

— Les enfants qui, en dépit de la surveillance la plus scrupuleuse, essaient souvent de s'asseoir et s'agitent dans leur lit sont ainsi forcément condamnés au décubitus dorsal auquel ils ne peuvent se soustraire.

Certains chirurgiens ont refusé aux enfants le bénéfice de l'extension continue dans la crainte d'excoriations. Cependant, si l'on songe à la conséquence fatale de toute fracture oblique du fémur : claudication incurable qui souvent amène chez la jeune fille des déformations pelviennes, l'hésitation ne me semble pas permise, surtout si l'on a eu soin de donner au malade toutes les garanties possibles par la protection ouatée.

Les observations qui suivent sont de nature à faire profiter du même appareil des enfants de 1, 2 et 3 ans.

Obs. VI. — (Communiquée pur M. Lesigne.)

Coutances (Victorine), âgée de 9 ans, entre à l'Hôtel-Dieu de Caen le 24 août 1879, salle Saint-Urbain, lit n° 7. Les parents racontent que la veille au soir cette enfant, en jouant avec ses petites camarades, avait heurté contre une pierre et était tombée sur la hanche droite. Les mouvements ont été immédiatement abolis dans le membre pelvien. L'examen de cette enfant fait constater une fracture du fémur à la réunion des deux tiers supérieurs avec le tiers inférieur de cet os, fracture oblique en bas et en dedans avec tendance très prononcée au déplacement des fragments.

Le 23 août. Appareil de Scultet, renouvelé chaque matin pendant treize jours.

Le 5 septembre. Appareil bivalve à double traction.

Le 24 octobre. Enlèvement de l'appareil.

Le résultat est aussi satisfaisant que possible.

Le membre est absolument, mathématiquement aussi long que l'autre.

OBSERVATION VII.

Philippe (Albert), 11 ans, tombe d'un balcon situé à 3 mètres au-dessus du sol, le 15 avril 1879.

Le 23 avril il est transporté à l'hôpital, salle Saint-Prosper (service de M. Denis-Dumont). On constate une fracture de cuisse à la réunion du tiers supérieur avec les deux tiers inférieurs.

Appareil de Scultet pendant dix jours. De plus, vu l'état général de cet enfant qui est scrofuleux : toniques, huile de foie de morue, phosphate de chaux (2 gr.) à l'intérieur.

Le 2 mai. Appareil gypso-ouaté à extension continue maintenu en place jusqu'au 2 juillet.

Le 14 juillet. Sortie du malade qui présente un raccourcissement de 1/2 centimètre.

Obs. VIII. — (Personnelle.

Le 25 mai 1876 entrait à l'Hôtel-Dieu de Caen, salle Saint-Louis, lit n° 44, service de M. Denis-Dumont, un jeune peintre de 14 ans, grand, pâle et maigre, présentant tous les attributs d'une constitution lymphatico-strumeuse. Il était atteint d'une fracture de la cuisse gauche au tiers supérieur. La veille, en marchant sur un trottoir humide, il avait fait un faux pas, et dans sa chute la cuisse avait porté sur l'angle de la pierre.

A l'examen du malade, on constate un raccourcissement d'environ 3 centimètres et demi avec rotation en dehors, abduction du membre pelvien, mobilité anormale et saillie en avant du fragment supérieur.

Un appareil de Scultet fut appliqué le jour même; il fut renouvelé chaque matin jusqu'au 2 juin, puis tous les deux jours, puis toutes les semaines, enfin maintenu inamovible jusqu'au 8 août.

Le 10, X... quitta l'hôpital. La jambe blessée présentait alors un raccourcissement de 3 centimètres.

Le lendemain X... fit une chute et se fractura à nouveau la cuisse au point même où siégeait la première fracture : le cal s'était rompu.

Ce jeune peintre rentra le 12 août à l'Hôtel-Dieu pour occuper le même lit, 48, salle Saint-Louis.

L'application d'un appareil plâtré à double traction a permis à cet enfant de sortir le 12 octobre avec un raccourcissement de 5 millimètres (mètre en main).

Observation IX.

Collard, maçon, âgé de 62 ans, entre à l'Hôtel-Dieu (service de M. Denis-Dumont) le 23 avril 1879.

La veille, il démaçonnait un quatrième étage, quand il fut entraîné par une pierre et fit une chute de 12 mètres. La pierre est tombée sur lui.

L'état général du malade est grave, néanmoins on ne constate aucune lésion interne. Le fémur gauche est fracturé vers sa partie moyenne. La fracture est oblique en haut et en dehors. La jambe droite présente à sa partie antérieure une plaie qui met à découvert la crête tibiale et intéresse la plupart des muscles. Sa longueur est de 15 centimètres; sa largeur 5 à 6 centimètres. Après une abondante suppuration qui a persisté pendant quarante-trois jours, cette plaie était complètement guérie le 3 juin. Le seul traitement a consisté au début en lotions alcooliques et phéniquées; dans les deux dernières semaines, cautérisation au crayon de nitrate d'argent et poudre de quinquina.

Quant à la fracture de cuisse, elle a été traitée pendant quinze jours par un bandage de Scultet.

Le 8 mai. Appareil bivalve à double traction

Le 2 juillet. Enlèvement de l'appareil.

Guérison sans raccourcissemsnt.

§ III. — FRACTURE DU COL DU FÉMUR.

Le bandage employé par M. Denis-Dumont pour les fractures du col du fémur ne diffère du précédent que par un point : le segment contre-extenseur est chargé de maintenir la coaptation. Par suite, le lacs extenseur n'ayant aucune utilité sur la cuisse ne devra pas dépasser le genou.

Je n'ai pas fait dessiner cet appareil, mais je crois qu'on peut s'en rendre facilement compte en retranchant par la pensée les valves de l'appareil extenseur (D. Fig. V).

Obs. X. — (Personnelle.)

P..., élève en pharmacie, âgé de 23 ans, entre à l'Hôtel-Dieu le 7 décembre 1876. Ce malade raconte que le 23 novembre il était monté sur une échelle mal assurée, laquelle glissa et l'entraîna à terre de la hauteur de 3 mètres. Il est, dit-il, tombé la hanche droite sur le montant de l'échelle. Après sa chute, il ne put se relever. un médecin est aussitôt appelé et croit à une simple contusion : frictions de teinture d'arnica, applications de cataplasmes froids avec extrait de Saturne. Pendant quinze jours, les douleurs augmentent de plus en plus, les mouvements deviennent impossibles. C'est alors que P... se décide à entrer à l'hôpital.

L'examen de la jambe nous fournit les signes suivants :

Raccourcissement du membre (mesuré des épines iliaques antéro-supérieures aux malléoles) de 3 centimètres et demi. Douleurs très vives dès qu'on imprime le moindre mouvement à l'articulation. Rotation du pied en dehors, 50° environ. Le gonflement a disparu grâce aux agents thérapeutiques employés par le médecin qui a soigné notre malade en ville. Nulle crépitation. Le grand trochanter droit, plus relevé que le gauche, est assez difficile à sentir sous la masse fessière qui le recouvre.

D'après tous ces signes, le diagnostic est des plus certains : fracture du col du fémur droit.

Le 9 décembre, M. Denis-Dumont nous charge d'appliquer sur ce malade son appareil à double traction.

Le soir même de l'application du ruban élastique, P... se plaint de douleurs au niveau du sillon inguino crural et des malléoles ; en diminuant la force de traction on soulage instantanément le blessé.

L'extension permanente est maintenue pendant vingt jours, c'est-à-dire jusqu'au 2 janvier 1877. On reconnaît alors la présence de deux eschares, l'une siégeant dans le sillon inguino-crural, l'autre au niveau de la région sacro-lombaire. On procède immédiatement à l'enlèvement de l'appareil. La plaie inguinale est linéaire, longue de 2 centimètres, profonde de 2 millimètres. L'ulcère lombaire présente une étendue de 4 centimètres environ. La consolidation semble déjà avancée. L'extension permanente est continuée à l'aide d'un poids de 1 kilogramme fixé au segment extenseur. Quant à l'appareil contre-extenseur, il est formé d'une ceinture thoracique munie de deux lacs attachés aux montants cervicaux de la couche. Les deux plaies sont pansées avec de la charpie imbibée de vin aromatique et saupoudrée de quinquina phéniqué.

Les 16, 17, 18 janvier, cautérisations au crayon de nitrate d'argent. Le 20 janvier les plaies sont cicatrisées.

Le 2 février, on cesse l'extension continue.

Le 12 février, le malade prend un bain alcalin.

Le 15, P... se lève et reste quelques instants dans un fauteuil. Ce jour-là même, les deux membres sont mesurés, et la comparaison ne dénote qu'un raccourcissement de 3 à 4 millimètres.

Le 18, P... fait quelques pas dans la salle en s'appuyant sur des béquilles. Il quitte les béquilles le 1er mars et nous dit adieu le 15.

Pendant deux ans j'avais perdu le malade de vue quand au mois de décembre 1878, à Paris, je rencontrai ce jeune homme chez lequel, non seulement la marche est très correcte, mais encore les mouvements de l'articulation coxo-fémorale tous complets.

Si je publie cette observation de préférence à d'autres,

c'est qu'elle me semble présenter plusieurs intérêts au point de vue pratique :

1º Le résultat qui, nous n'en doutons pas, est dû aux vingt jours pendant lesquels le blessé a séjourné dans l'appareil à double traction ; résultat qui a été complet malgré les soins défectueux dont P... a été l'objet les deux premières semaines qui ont suivi sa chute.

2º Les accidents causés par cet appareil et dont j'accepte toute la responsabilité. C'était le premier bandage de ce genre que j'ai été chargé d'appliquer.

Ces accidents ne prouvent-ils d'ailleurs d'une façon péremptoire que le but proposé est atteint?

Les dangers que le malade a encourus peuvent être évités en appliquant avant la pose de l'appareil un spica de l'aine et une ceinture pelvienne faits avec de larges et épaisses feuilles de ouate recouvertes d'une bande de tarlatane non plâtrée qui les maintiendra.

Grâce à ce moyen si simple, nous n'avons jamais eu depuis lors d'accidents semblables à constater.

§ IV. — FRACTURE DU BRAS (FIG. IX).

Dans cette figure, le segment extenseur est représenté en forme de 8 de chiffres que M Denis Dumont a remplacés par deux valves (comme pour la jambe et la cuisse). Les points d'appui sont constitués par toute la région du bras inférieure à la fracture et surtout l'épicondyle et l'épitrochlée. Le pli du coude n'est que fort peu comprimé si l'on a soin de diriger les deux chefs de la bande parallèlement au bras, en les pressant fortement sur les saillies osseuses latérales. Quand on se sert de valves, on doit les placer de telle façon qu'elles laissent à nu l'artère humérale et ses veines collatérales. Une des valves sera donc postéro-interne et l'autre antéro-externe. La longueur de la bande nécessaire à la confection de ce segment d'appareil est de 1 mètre 50 cent. environ.

Les deux attelles du segment contre-extenseur auront la même direction que les valves ; elles contiendront comme toujours deux petites plaques de bois et se termineront au niveau du deltoïde. La bande sera épuisée par une circulaire A entourant le bras et par un jet (A') embrassant le moignon de l'épaule, puis revenant sous l'aisselle et s'accolant à l'anneau A.

Avant d'appliquer l'appareil il est indispensable, non seulement de réduire la fracture, mais encore de porter le bras dans l'adduction et un peu dans la rotation en dedans. M. Duprat (Thèse de Paris, 1878) a prétendu qu'il est illusoire de chercher à trouver au niveau de l'aisselle un point qui se prête à la contre-extension. L'observation suivante va prouver le contraire.

OBSERVATION XI.

Narcisse Ponthieux, soldat au 36° régiment de ligne, âgé de 24 ans, entre à l'Hôtel-Dieu de Caen (salle Saint-Augustin, lit n° 45, service de M. Denis-Dumont), le 25 octobre 1878. Le matin même il a fait une chute de 5 mètres de hauteur sur le coude droit, le bras étant fortement écarté du tronc. Il en est résulté une fracture de l'humérus au tiers supérieur, fracture oblique dont le fragment inférieur fait saillie sous la peau et cause des douleurs très vives au blessé. Un bandage de Scultet est tout d'abord appliqué et renouvelé tous les deux jours jusqu'à ce que la période inflammatoire soit terminée. Ce bandage est après deux semaines remplacé par un appareil bivalve à double traction, qui fait à la fois cesser toute douleur et toute déformation. Le malade sort de l'hôpital le 3 janvier 1879, en ne conservant que le souvenir de son accident. La palpation ne dénote aucune saillie anormale et la mensuration comparative des deux humérus prouve que le succès est complet.

Réflexions. — Toutefois, il faut bien l'avouer, dans les fractures du bras, l'extension continue ne présente d'indication formelle que si (tel était le cas de notre malade) la fracture est très oblique et que le chirurgien craigne une lésion des organes avoisinants : artères, veines, nerfs ou muscles. Mais si le trait de solution de continuité est transversal, une simple gouttière plâtrée postéro-externe, assurant la coaptation et l'immobilité parfaites, permettra d'obtenir un cal osseux qui ne laissera rien à désirer tant au point de vue de la liberté et de la force du membre que relativement à la beauté des formes.

§ V. — COXALGIE.

Le premier qui proposa la traction continue dans les tumeurs blanches de la hanche est un chirurgien de l'hôpital de Caen, M. Le Sauvage (en 1837), lequel ayant remarqué combien la pression des surfaces articulaires malades, augmentée par les contractions convulsives des muscles, produisait de douleur, employa le double plan incliné dans le but de rendre cette pression moins forte, et, partant, moins douloureuse. Trois années plus tard, 1840, Bonnet (de Lyon), afin d'éviter la production des luxations spontanées, conseilla de placer le membre dans l'extension. La réunion de ces deux moyens conduisit Blandin à l'*extension continue.* Cette méthode, *d'origine française*, compte aujourd'hui, tant en France qu'en Amérique, de nombreux partisans, parmi lesquels je citerai M. Le Fort qui l'a chaleureusement défendue, mais aussi elle a de nombreux adversaires.

Ce qu'il m'est permis d'affirmer, c'est qu'elle a donné dans maintes circonstances d'excellents résultats à M. Denis Dumont.

L'appareil employé par le chirurgien de l'Hôtel-Dieu de Caen se compose d'un lacs extenseur ordinaire placé sur le membre malade (B. Fig. XIV).

Le lacs contre-extenseur est constitué par un cadre embrassant la moitié inférieure du corps.

Les pièces nécessaires à la confection de cet appareil sont :

1° Du plâtre et de la tarlatane en quantité suffisante ;

2° Trois attelles en bois d'une longueur variable suivant l'âge et la grandeur du sujet et dépassant les membres pelviens de 15 à 18 centimètres ;

3° Une quatrième attelle, transversale de 10 à 15 centimètres, reliant les trois autres ;

4° Un lacs élastique muni d'une bouche.

APPLICATION DE L'APPAREIL.

Le segment extenseur (B) ayant été préalablement posé sur le membre malade, on applique sur le membre sain un bandage contre-extenseur (B' B') analogue à celui que j'ai décrit pour les fractures de cuisse, à savoir : deux attelles latérales et un spica de l'aine avec ceinture pelvienne (D, D). Le membre malade est ensuite, sur sa face externe, longé par une seconde bande (A) de l'épaisseur et de la largeur de la première et assez longue pour recouvrir l'attelle de bois qui part du grand trochanter et finit comme ses congénères à 18 ou 21 centimètres au-dessous du pied gauche. (Le membre malade, en effet, a subi généralement un raccourcissement de 3 centimètres au minimum.) Cette même bande doit également recouvrir entièrement l'attelle transversale (C) dont nous avons déjà parlé et faire ainsi corps avec le reste de l'appareil. Pour que la partie supérieure de la bande tienne à la ceinture pelvienne, on a l'habitude de recouvrir le tout de quelques épaisseurs de tarlatane plâtrée.

Examinons maintenant comment fonctionnera notre appareil, dès que le lacs sera suffisamment serré : supposons une coxalgie gauche ; ce lacs entraînera en bas la cuisse et la jambe du côté gauche, par contre il repoussera vers le tronc le cadre contre-extenseur ; celui-ci, prenant tous ses points d'appui sur le côté droit, entraînera en haut l'os coxal droit, qui, étant fortement uni par les ligaments sacro-sciatiques et le sacrum à l'os iliaque gauche, forcera ce dernier à suivre un mouvement inverse, c'est-à-dire à descendre.

L'appareil fera ainsi basculer le bassin sur la colonne vertébrale et convertira sa direction oblique qui est vicieuse en une direction horizontale.

Si maintenant le chirurgien, sans s'occuper de la direction du bassin, veut seulement remédier au raccourcissement, il devra ajouter à l'attelle (A) un prolongement (F) allant jusque sous l'aisselle. Cette nouvelle bande sera maintenue en place par une ceinture thoracique. Le cadre contre-extenseur ainsi prolongé trouvera des points d'appui sur les deux côtés du malade et permettra de faire l'extension parallèlement à l'axe du corps.

Observation XII.

Marie L..., dentellière, lymphatique, âgée de 20 ans, entre à l'Hôtel-Dieu de Caen, salle Saint-Urbain (service de M. Denis-Dumont), le 20 juin 1876. Elle raconte que le 25 décembre 1875 elle fit une chute sur la hanche droite. Depuis cette époque elle éprouve continuellement des douleurs très vives dans la région blessée, douleurs qui s'accentuant de plus en plus l'avaient forcée depuis deux mois à garder le lit.

A l'examen de la malade, on trouve la cuisse fléchie sur le bassin et la jambe considérablement fléchie sur la cuisse, avec rotation du pied en dedans et adduction. Les moindres mouvements arrachent des cris à notre malade.

L'état général est en harmonie avec l'état local : émaciation, anorexie, absence de sommeil, abattement continuel, aménorrhée complète depuis quatre mois.

Le 23 juin. Un appareil plâtré est appliqué après chloroformisation et redressement forcé du membre.

La nuit suivante, Marie L... dort huit heures consécutives, et le lendemain matin demande à manger. La nourriture qu'elle prend lui semble bonne. Deux jours après on peut la changer de lit sans qu'elle éprouve la moindre douleur.

Le 25 août. La malade se croyant guérie quitte l'Hôtel-Dieu. Mais en rentrant dans sa famille, cette jeune fille ne suit pas les conseils de prudence qui lui avaient été donnés, elle abuse de la possibilité qui lui était rendue de marcher ; souvent même elle va danser, et chaque fois elle est la première arrivée au bal et la dernière sortie.

Six mois sont à peine écoulés qu'elle rentre à l'hôpital, porteur d'un abcès intra-articulaire, contenant environ 1 litre 1/2 de pus. La mort de cette malade survient le 26 juin 1877; l'autopsie révèle la nécrose de la tête fémorale avec une augmentation du double d'étendue de la cavité cotyloïde ; la luxation spontanée était sur le point de se produire, si l'on en juge par la destruction complète des ligaments et par la situation de la tête du fémur qui occupait la partie supéro-antérieure du sourcil cotyloïdien.

On conçoit facilement qu'un second appareil plâtré n'aurait pu modifier un tel état de l'articulation.

OBSERVATION XIII.

Mlle X..., religieuse au couvent des Augustines de Caen (communauté de l'Hôtel-Dieu), grande, pâle, anémiée, toujours souffrante, de chétive constitution, âgée de 27 ans, est atteinte de coxalgie.

Les premières douleurs se sont fait sentir dans le genou et la hanche droite, au mois de septembre 1877.

Huit vésicatoires, douze sangsues, des badigeonnages nombreux de teinture d'iode n'ont pas arrêté la marche progressivement envahissante de l'affection, et lorsque M. Denis-Dumont est appelé près de cette malade, un mois après le début des accidents, la flexion de la cuisse était déjà produite.

Le 23 octobre 1877, après chloroformisation et redressement du membre qui mesure 8 centimètres de moins que le gauche , un spica de l'aine à l'aide d'une bande plâtrée est appliqué, l'immobilisa tion est maintenue jusqu'au 19 décembre. Le 22, on substitue à ce bandage la gouttière de Bonnet qui n'amène aucun changement notable. Le 10 mars 1878, la malade demande l'application de l'appareil plâtré à double traction dont elle avait pu dans les salles de l'hôpital apprécier les résultats.

L'appareil est immédiatemnnt appliqué et conservé jusqu'au 20 juin 1878. Le 28 juin, Mlle X... peut mettre pied à terre et marcher à l'aide de béquilles. Plus tard un soulier à haut talon lui permet de vaquer à ses occupations sans claudication apparente.

L'état de cette religieuse était, lorsque je quittai l'Hôtel-Dieu de Caen, aussi satisfaisant que possible. J'apprends que Mlle X..., dont le courageux dévouement pour ses malades ne connut jamais de limites se fatigua outre mesure et voulut, comme auparavant, passer les nuits à son tour de rôle, malgré les recommandations qui lui avaient été faites.

Une récidive a eu lieu le 16 janvier 1879, force lui a été d'acquiescer et de reprendre le lit. Un nouvel appareil gypso-ouaté à extension continue a été appliqué. Depuis quelque temps Mlle X... a pu se relever, et aujourd'hui marche à l'aide de béquilles.

§ 6. — TUMEUR BLANCHE DU GENOU.

L'appareil à extension continue qu'emploie M. Denis-Dumont dans les tumeurs blanches fémoro-tibiales est identique à celui que j'ai décrit pour les fractures du fémur. Il en diffère seulement en ce que les valves ne montent pas au-dessus du genou.

Je passerai donc sous silence sa description que l'on comprendra en jetant un coup d'œil sur la figure V.

OBSERVATION XIV.

Mlle X..., religieuse au couvent des Augustines (Hôtel-Dieu de Caen), âgée de 21 ans, est atteinte depuis cinq ans (1875) d'une tumeur blanche du genou pour laquelle elle a été soignée par plusieurs médecins.

Teinture d'iode, bandages compressifs, vésicatoires en grand nombre, huit appareils silicatés, emplâtres de ciguë, cautères, saison aux bains de mer, cataplasme de varecs in loco dolenti, etc., toniques, tout a été inutile.

En 1876, elle est venue à Paris consulter M. Tillaux qui lui conseilla à nouveau l'application de quelques vésicatoires, une bonne nourriture et des vins généreux.

En 1877, elle entre à la communauté des Augustines; les douleurs et la difficulté dans la marche vont toujours en augmentant. En novembre 1878, la malade est obligée de prendre le lit. M. le professeur Maheut est appelé près d'elle et la soigne jusqu'au mois de juillet 1879; 17 vésicatoires, des ventouses scarifiées avec le repos absolu, tel est le traitement auquel est soumise Mlle X...

Le 25 juillet, M. Denis-Dumont est à son tour consulté, et applique le lendemain même un appareil à double traction. L'extension permanente est maintenue pendant deux mois.

Le 27 septembre l'appareil est enlevé ; le 2 octobre la malade se lève, le 18 octobre, elle reprend son service de religieuse hospitalière qu'elle a continué jusqu'à ce jour sans éprouver de nouveaux accidents.

Dans le cas où le chirurgien préférerait la compression méthodique à l'extension continue, je dois signaler un appareil plâtré amovo-inamovible dont je dois la connaissance à son auteur, le Dr Ott, et dont j'ai déjà parlé précédemment.

L'amovo-inamovibilité se fait à l'aide de charnières et de fermetures métalliques. On applique tout d'abord sur l'articulation malade une large bande plâtrée qui l'enveloppe entièrement par des circulaires imbriquées. Quand le bandage est sec on le sectionne dans le sens de sa longueur sur les deux parties latérales. On obtient deux valves que l'on réunit ensuite par deux ou trois charnières d'un côté, par deux ou trois fermoirs de l'autre. (Voir fig. XVI. Les valves sont supposées légèrement écartées par un épais matelas de ouate intérieure.)

Les charnières sont fixées chacune par six vis à tête

large et peu épaisse. Ces vis sont maintenues par des écrous de 1 centimètre carré que l'on visse à la face externe de l'appareil. Les fermoirs sont assujettis de la même manière. Ils se composent d'un loquet (B) tenant à la plaque (C) et muni de deux ou trois crans. Il pénètre par simple pression sous un arc de cercle en fer situé vis-à-vis de lui sur la valve opposée. Pour ouvrir l'appareil on presse à nouveau sur le loquet.

— Je ne puis mieux comparer cet appareil qu'à l'étui d'un porte-cigares. Cette comparaison suffira à elle seule pour faire comprendre son mécanisme.

— Les crans sont destinés à augmenter ou à diminuer la pression selon le désir du chirurgien.

Les valves étant l'une antérieure et l'autre postérieure, quand la boîte est ouverte, l'immobilité de la jointure persiste grâce à la gouttière postérieure demeurée en place. Telles sont, avec le système spécial de fermetures qui peuvent servir indéfiniment et s'adapter à tout autre bandage que le plâtre, les principales qualités de l'appareil du D_r Ott.

§ VII. — TUMEUR BLANCHE TIBIO-TARSIENNE.

OBSERVATION XV.

Le nommé Valsin, employé de librairie à Caen, entre à l'Hôtel-Dieu de cette ville, salle Saint-Louis, lit n° 3 (service de M. Denis-Dumont), le 17 juillet 1876, pour être soigné d'une tumeur blanche de l'articulation tibio-tarsienne. Ce malade a 13 ans 1/2. Il raconte que son enfance s'est passée sans accidents strumeux, que ses parents sont bien portants, son frère est porteur d'une tumeur blanche du genou.

« Il y a un an, dit-il, j'eus une entorse, qui ne m'empêcha pas de « faire chaque jour de longues courses; mais depuis quinze jours j'ai « été obligé d'acquiescer à cause des douleurs survenues au niveau de

« l'articulation. » Les moindres mouvements sont impossibles. A l'examen de la région, on constate qu'elle est le siège d'un large abcès, de plus la malléole est considérablement augmentée de volume. Le malade est pâle, anémique, émacié, il mange très peu contrairement à ses habitudes.

Le 18 juillet. L'abcès est ouvert et la plaie est pansée avec de la charpie imbibée de teinture d'iode au tiers, et recouverte de cataplasmes de farine de lin. Vins généreux, vin de quinquina, iodure de potassium.

Le 2 août. Une contre-ouverture est jugée nécessaire et un drain est passé dans les deux plaies.

Le 20. Application d'une bande plâtrée partant de la plante du pied, se croisant en avant sur l'articulation malade et se terminant en 8 de chiffre sur la jambe. Les applications de teinture d'iode et les cataplasmes sont continués. Sous l'influence de l'humidité dans laquelle séjourne l'appareil, ce dernier se ramollit bientôt.

Un nouvel abcès se forme, il est ouvert le 12 octobre. Le 21, l'abcès commence à se cicatriser; nouvel appareil plâtré, ainsi formé : attelle coudée postérieure recouverte dans toute son étendue par la première bande précédemment décrite, et le tout enduit d'un vernis au silicate de soude.

L'articulation qui avec l'autre appareil pouvait encore exécuter quelques mouvements est maintenue par celui-ci dans une immobilité complète. Le 4 novembre, la cicatrisation de la plaie est terminée. Le malade commence à se lever, les douleurs ont diminué, l'appétit revient. Cependant la tuméfaction de la malléole persiste, applications successives et quotidiennes de teinture d'iode et de collodion; diminution légère de la tumeur.

En janvier, le malade fait une chute qui brise l'appareil : récidive des douleurs, nouveaux abcès qui ne tardent pas à se cicatriser. Nouvel appareil le 23 janvier. En avril, nouveaux abcès traités comme la première fois.

En juin, les abcès sont guéris et notre malade commence à appuyer sur la jambe en conservant son appareil.

Au mois de juillet, le bandage est enlevé, Valsin exécute sans la moindre difficulté des mouvements assez étendus dans le sens de la flexion et de l'extension.

Au mois de septembre, le malade, qui jusqu'alors avait toujours eu besoin d'une canne pour s'appuyer, n'éprouve plus de difficulté à marcher, et a tuméfaction de la malléole externe qui cependant persiste encore a diminué de plus de moitié.

Valsin a quitté l'Hôtel-Dieu le 2 octobre 1877, nous l'avons perdu de vue depuis cette époque, il était alors, comme on le voit, dans une situation bien voisine d'une guérison complète.

Un appareil à extension continue pourrait être employé dans ces arthrites fongueuses du cou-de-pied. L'extension s'exercerait alors sur l'astragale et le calcanéum, et la contre-extension sur le genou. L'immobilité serait maintenue par une attelle coudée postérieure. Nous n'avons pas eu l'occasion de tenter cet essai qui ne doit pas donner des résultats différents de ceux que nous ont offerts les appareils à double traction appliqués sur les autres articulations, puisque le principe est toujours le même.

§ VIII.

J'en ai fini avec les appareils à extension continue, dits à double traction, je passe à d'autres modifications sans principe commun et variant avec chaque région.

FRACTURE DE LA ROTULE. — APPAREIL PLATRÉ A DOUBLE ANNEAU (Fig. 11).

La description de cet appareil a été publiée dans le Journal de médecine de Caen et du Calvados (*Année médicale*, 3ᵉ année, n° 8, juillet 1878). Je ne ferai donc que répéter ce que j'ai déjà dit à ce sujet.

« L'indication la plus importante dans le traitement des fractures transversales de la rotule est sans contredit le rapprochement aussi complet que possible des deux fragments. Tous les bandages imaginés et ils sont nombreux, depuis la simple position du membre proposée par Valentin jusqu'aux griffes de Malgaigne n'ont pas d'autre but que de s'opposer à l'écartement des fragments qui quelquefois est très-considérable et ne permet la guérisou qu'à l'aide d'un tissu fibreux intermédiaire d'une grande étendue, genre de consolidation qui gêne singulièrement les fonctions du membre et expose à de fréquentes récidives. Aucun appareil ne nous a semblé remplir plus exactement et plus complètement le but proposé que le bandage plâtré à double anneau, dont nous donnons la description d'abord avant de rapporter l'observation dans laquelle il a été appliqué pour la première fois avec un succès remarquable.

— On prépare deux bandes de tarlatane, larges de 3 travers de doigt environ, épaisses de 24 feuillets, longues de 80 centimètres. Si nous ajoutons à ces deux bandes de tarlatane deux rubans de fils longs de 50 centimètres sur 2 de largeur, une boucle attachée à 15 ou 20 centimètres du ruban, un demi-litre de plâtre, nous aurons tous les éléments de l'appareil. Voici comment il sera appliquée : Une première bande, imbibée de la bouillie plâtrée est enroulée circulairement à la partie inférieure de la cuisse, de manière à former un anneau obliquement placé d'avant en arrière et de haut en bas; le bord inférieur de cet anneau s'adaptant étroitement sur l'extrémité supérieure de la rotule en avant, tandis qu'en arrière il descend obliquement vers le creux du jarret. Pendant que vous enroulerez la bande autour de la cuisse, vous placerez l'un des rubans directement en avant en l'assujettissant solidement dans l'épaisseur même de vos circulaires et en faisant flotter son extrémité libre au-devant de la rotule.

L'autre ruban sera fixé non moins solidement en arrière au niveau du creux poplité et descendra libre vers la jambe.

La moitié de l'appareil est achevée.

Vous imbibez la seconde bande de tarlatane et vous l'enroulez à la partie supérieure de la jambe de manière à former un anneau dont le bord supérieur s'adapte exactement sur l'extrémité de la rotule en avant, tandis qu'en arrière il remonte obliquement vers le creux poplité. Ce second anneau est placé obliquement comme le premier, mais en sens inverse, c'est-à-dire qu'il est oblique de bas en haut et d'avant en arrière, de façon que l'écartement entre les deux anneaux soit beaucoup plus considérable en avant au niveau de la rotule, qu'en arrière, au niveau du jarret.

On aura eu soin en plaçant ce second anneau d'engager dans ses circulaires le bout du ruban resté libre dans le creux du jarret, de manière que les deux anneaux soient réunis dans ce point par un *pont* de ruban qui ne doit pas excéder 3 centimètres. En avant vous aurez fixé, l'autre petit bout de ruban auquel se trouve attachée la boucle en acier qui doit se trouver juste au-devant de la rotule sur le bord supérieur de l'anneau inférieur, vis-à-vis du bout de ruban laissé libre à l'anneau supérieur.

Le plâtre, en se desséchant, fixe très solidement ces différents accessoires dont il est facile de prévoir le rôle.

Une fois tout bien sec, c'est-à-dire après dix ou vingt minutes, suivant la densité du mélange plâtré, la jambe, à laquelle il sera bon d'avoir fait subir un léger mouvement de flexion pendant l'application de l'appareil, sera placée dans l'extension complète; on engagera le lacs que nous avons établi à l'anneau supérieur au-devant de la rotule dans la boucle fixée au dessous ; on serre et aussitôt les deux fragments rotuliens pressés en sens contraire par les deux anneaux se rapprochent.

Si les deux fragments sont très écartés il est prudent de ne pas les réunir immédiatement ; on opérera cette réunion plus ou moins rapidement ; on serrera plus ou moins, suivant une foule d'indications qu'il est inutile de signaler ici.

Ajoutons que si la pression des anneaux devient douloureuse, ce que nous n'avons pas observé chez notre malade, on pourra glisser entre eux et la peau une légère couche de ouate. On pourrait même en entourer préalablement la région..... Si par la diminution de volume que subit ordinairement le membre les anneaux devenaient trop grands, rien n'empêcherait de les renouveler au bout de deux ou trois semaines. Enfin on pourra substituer, comme nous l'avons vu faire depuis, aux lacs en fil, surtout en avant, une bande de caoutchouc.

OBSERVATION XVI.

Le nommé Valognes, terrassier, poseur de rails au chemin de fer de l'Ouest, entre à l'Hôtel-Dieu de Caen, le 18 septembre 1876, salle Saint-Louis, atteint d'une fracture de la rotule droite par récidive. Ce malade raconte qu'en se rendant à la gare de Lisieux, le 28 mai 1876, il fut accosté par un individu qui lui porta un violent coup de pied à la partie antérieure du genou droit. Valognes voulut courir après son agresseur ; mais au premier effort, la jambe se fléchit et il tomba par terre. Transporté aussitôt à l'hôpital de Lisieux, on constata une fracture de rotule ; un appareil dextriné fut appliqué le 5 juin et le blessé sortait guéri le 4 septembre suivant.

Le jour même de sa sortie, il dut faire péniblement 28 kilomètres à pied. Le soir, sans avoir éprouvé aucune douleur vive et subite, il constata un nouvel écartement des fragments, en même temps qu'une impossibilité absolue de porter la jambe en avant : le cal, probablement fibreux, s'était évidemment brisé. Il ne se décide à venir à l'Hôtel-Dieu de Caen que 15 jours après. A son entrée dans le service, les fragments rotuliens présentent un écartement de 3 travers de doigt. Le genou légèrement déformé n'est le siège d'aucune inflammation, mais le temps écoulé depuis la rupture du premier cal, la facilité avec laquelle il paraît s'être rompu, font craindre une consolidation difficile ; l'affrontement exact des fragments et l'immobilité aussi complète que possible de l'articulation paraissent être des conditions plus que jamais indispensables, et c'est dans le but de les réaliser que l'appareil décrit plus haut est imaginé et appliqué au malade le 20 septembre.

Le lacs engagé dans la bande fut modérément serré tout d'abord, mais le lendemain l'écartement n'était plus que d'un travers de doigt, et le quatrième jour la coaptation était parfaite.

Le 15 octobre, l'anneau supérieur, par suite de l'amoindrissement de la jambe, était devenu trop grand. L'appareil fut entièrement renouvelé et maintenu en place jusqu'au 10 février 1877. Dans la dernière semaine le lacs avait été relâché ; le malade faisait quelques pas chaque jour ; enfin il sortit complètement guéri le 14 mars, ne conservant qu'un peu de roideur dans l'articulation. Nous avons revu le malade au mois de décembre dernier (1877); on n'a plus trouvé aucune trace de la fracture, Valognes marche sans boiter et sans fatigue.

Observation XVII.

En juin 1878, X..., chef d'équipe au chemin de fer (gare d'Écouché, Orne), est atteint de fracture transversale de la rotule droite. Le bandage classique méthodiquement appliqué ne peut remettre les fragments en contact.

Dix jours après l'accident, M. Denis-Dumont est appelé près de ce malade et conjointement avec MM. les Drs Morel, d'Argentan et d'Écouché, applique l'appareil à double anneau. En raison du temps écoulé, le rapprochement immédiat ne peut être obtenu le jour même; mais quatre jours plus tard les fragments se touchaient. Au bout de deux mois la consolidation était osseuse et permettait au malade de reprendre ses fonctions. Aujourd'hui X... ne boite plus depuis longtemps et il a conservé l'intégralité des mouvements de l'articulation fémoro-tibiale.

Observation XVIII.

Queudeville (Auguste), 34 ans, conducteur au chemin de fer de l'Ouest, entre à l'Hôtel-Dieu de Caen, salle Saint-Louis, service de M. Denis-Dumont, le 28 avril 1879.

Il raconte que depuis quatre mois il est atteint d'une fracture de la rotule droite due à une chute qu'il fit en descendant l'escalier de son train. Depuis son accident il a été soigné de cette fracture par des bandages roulés et silicatés.

Le 29 avril. Application d'un appareil plâtré à double anneau. Grande difficulté dans l'affrontement des fragments.

Le 15 mai. Acupuncture, irritation des surfaces à l'aide d'une aiguille. Les anneaux sont resserrés.

Le 17. Inflammation superficielle, douleur, rougeur, gonflement. La douleur devient si vive que dix jours après l'irritation des fragments, force est d'enlever l'appareil. Néanmoins une bride fibreuse a eu le temps de s'établir. Les deux fragments ne sont pas soudés, cependant la bride fibreuse rend au malade la marche non-seulement possible, mais même assez facile.

Du côté de l'articulation il ne se produit aucun accident inflammatoire. Queudeville sort le 14 juillet 1879.

CONCLUSION. — Cette observation n'est certainement pas aussi concluante que les deux premières en faveur du plâtre, mais si l'on veut rendre à chacun son dû, je ne crois pas être dans l'erreur en disant que si l'irritation artificielle a favorisé la guérison, l'appareil gypso-ouaté n'a pas moins aidé au résultat, grâce à la compression et l'immobilisation qui ont prévenu l'arthrite et maintenu la coaptation des fragments.

§ IX. — FRACTURE DE L'OLÉCRANE. — APPAREIL A DOUBLE ANNEAU. (Fig. 7.)

Le principe de l'appareil à fracture de l'olécrâne est absolument identique au précédent (v. Rotule), mais comme cette fracture ne présente qu'un seul fragment mobile, toute l'action de l'appareil se concentre sur l'anneau supérieur (A) qui doit entraîner l'olécrâne dans son mouvement de descente. L'anneau inférieur, qui est immobile, sera donc solidement fixé. La main lui fournira ses points d'appui au niveau du premier espace interosseux et sur le bord interne de la région métacarpienne. De ces points partent deux attelles, une antérieure et l'autre postérieure C C (fig. 7) qui s'accolent à l'anneau (B) à 6 centimètres du coude environ. Les deux anneaux sont reliés, comme pour la rotule, à l'aide de deux courroies élastiques enserrées dans l'épaisseur des bandes plâtrées. Le lacs postérieur (D) est destiné à produire une coaptation aussi exacte que possible; l'antérieur (E) n'a provisoirement aucune utilité.

Comme le montre la figure, le bras doit être maintenu dans l'extension contrairement aux idées actuelles. Mais si nous préférons l'extension, c'est que notre appareil est en outre destiné à prévenir l'ankylose et les raideurs articulaires. Les auteurs classiques conseillent de faire exécuter vers le 25e jour quelques mouvements à la jointure : c'est dans ce but qu'est ajoutée notre courroie antérieure dont la striction produira la flexion du coude. Au début de ces mouvements artificiels, le chirurgien devra, après avoir relâché le lacs postérieur, presser fortement à l'aide du doigt, sur le fragment olécrânien qu'il forcera par cette manœuvre à suivre le cubitus dans sa rotation autour de la trochlée humérale.

Voici l'observation du blessé sur lequel nous avons essayé cet appareil pour la première fois :

OBSERVATION XIX.

X..., brigadier au dépôt de remonte de Caen, âge de 40 ans, entre à l'Hôtel-Dieu de Caen, salle Saint-Pierre, lit n° 1 (service de M. Denis-Dumont), le 13 juin 1877.

Ce malade dit qu'il a reçu le 5 juin, c'est-à-dire huit jours auparavant, un coup de pied de cheval à la partie interne et inférieure du

Droulon.   8 coude gauche, le coup a dû être fortement frappé, car X... était distant de l'animal de trois mètres environ. Notre blessé n'a ressenti tout d'abord qu'un léger engourdissement dans les régions brachiales et anti-brachiales. Il put donc faire la course qui lui était imposée. Mais vingt minutes après l'accident, en voulant tourner son cheval, il éprouva une douleur si vive qu'il fut obligé de prendre de la main droite les rênes qu'il avait l'habitude de tenir de la main gauche. Il rentra au quartier, et après avoir mis à nu la région, il constata la présence d'une tumeur qui n'existe plus aujourd'hui, et qui, d'après ses explications, semblerait avoir été un dépôt sanguin dû à une lésion veineuse. Le lendemain la bosse avait disparu ; mais, par contre, il se manifesta un engourdissement de toute la main, en même temps que le bras, l'avant-bras, la paume de la main et surtout la région de la saignée se recouvraient de larges taches ecchmotiques, enfin l'avant-bras devint le siège d'un gonflement énorme. Il fut, en raison de ces motifs, impossible au chirurgien-major de préciser son diagnostic. Le gonflement augmenta encore les jours suivants, et ce n'est que le 12 juin qu'une fracture de l'olécrâne gauche fut reconnue.

A son entrée à l'Hôtel-Dieu, X... présente les signes rationnels suivants : mouvements volontaires de flexion et d'extension abolis, l'avant-bras reste dans une demi-flexion permanente. Les mouvements de l'épaule sont eux-mêmes considérablement diminués ; la projection du bras en avant et l'élévation sont difficiles à exécuter, et à partir de la hauteur de l'épaule absolument impossibles. La palpation fait constater une fracture qui occupe toute la base de l'olécrâne, dont les deux fragments sont écartés d'environ 4 centimètres.

L'appareil précédemment décrit est appliqué le 14 juin, une demi-heure après l'application du bandage, les boucles sont serrées, X... conserve l'appareil jusqu'au 28 juillet ; il exécute alors sans trop de difficultés quelques mouvements de flexion, dont il augmente l'étendue les jours suivants.

Le 31 juillet. Il peut faire parcourir à son avant-bras environ un quart de cercle.

X... quitte l'hôpital le 4 août. La fracture est entièrement consolidée, et si l'on sent encore la ligne de démarcation entre les deux fragments, l'olécrâne ne semble plus mobile. Depuis X... soulève aussi facilement un lourd fardeau avec le bras gauche qu'avec le bras droit.

J'ai revu ce brigadier au mois de février 1878, les mouvements de flexion et d'extension les plus violents et les plus rapides ne causent plus aucune gêne à notre malade.

§ X. — Fracture de l'avant-bras. — Appareil bivalve interosseux. (Fig. 13.)

On prépare une bande plâtrée assez large pour que les deux chefs (l'un appliqué en avant et l'autre en arrière), mesurent la presque totalité de l'avant-bras en ne laissant de chaque côté qu'un espace libre d'une largeur de deux doigts environ. On double cette bande vers sa partie moyenne dans une étendue de 30 centimètres pour diminuer sa largeur. Cela fait, on applique le plein de la bande sur la face antérieure du poignet, et on ramène les deux chefs en arrière où ils se croisent. L'un des chefs est appliqué dans toute sa longueur sur la face postérieure de l'avant-bras, l'autre est ramené entre le pouce et l'index, puis contournant le pouce et l'éminence thénar il est appliqué à son tour sur la face antérieure du membre.

Deux bouts de bois, mesurant 0,20 centimètres de longueur et 3 centimètres de diamètre, sont placés sur le bandage en avant et en arrière et suivent la direction de l'espace interosseux. Leur partie moyenne correspond au siège de la fracture. L'avant-bras étant placé dans la supination, on exerce une pression sur les deux cylindres qui dépriment la bande plâtrée et rétablissent, en refoulant en dedans et dehors les deux fragments, l'espace interosseux. L'ensemble de l'appareil devra être rapidement fixé par quelques tours de bande qui seront enlevés ainsi que les attelles de bois, après solidification complète du plâtre, et remplacés par une ou deux courroies élastiques.

On peut même, lorsqu'il existe quelques excoriations d'un côté ou de l'autre du membre, établir au niveau du poignet une charnière qui permettra de surveiller l'état de la région.

Je lis dans un numéro de l'*Année médicale* 1877 un article intitulé : *Appareil plâtré élastique de M. Stahl*, et signé : « D^r Ch. Fayel ». L'auteur de cet article décrit un bandage qui ne diffère de celui de M. Denis-Dumont que par ses valves latérales (?), et par une petite lanière en caoutchouc vulcanisé enserrée dans leur épaisseur. M. Fayel ajoute : L'appareil de M. Stahl a cet avantage *qui n'appartient qu'à lui*, c'est de pouvoir suivre grâce au caoutchouc le retrait du membre.

Je dois faire remarquer à ce sujet que la constriction élastique unie au plâtre était en usage quotidien à l'Hôtel-Dieu de Caen lorsque l'appareil de M. Stahl a été inventé ; que M. Després (de l'hôpital Cochin) en avait, longtemps avant nous, constaté les heureux effets, qu'enfin la priorité de cette méthode ne doit pas être attribuée à M. Stahl, mais bien à MM. King et Christophen qui en sont les véritables auteurs.

Ce qui caractérise l'appareil de l'Hôtel-Dieu de Caen est cette double saillie interne qui rétablit l'espace interosseux.

OBSERVATION XX.

Le nommé Servin J..., réserviste au 36° de ligne, âgé de 27 ans, tombe dans un escalier de la caserne, le jour même de son arrivée au régiment, tout le poids de son corps porte sur l'avant-bras droit, qui est fracturé à sa partie moyenne.

J... entre à l'Hôtel-Dieu, dans le service de M. Denis-Dumont, le 11 septembre 1879. Le radius est fracturé à deux centimètres au-dessous du point où siège la fracture du cubitus. L'espace interosseux est effacé, l'avant-bras est diminué dans son diamètre transversal; il est arrondi à sa partie moyenne, en résumé il présente tous les signes de la fracture des deux os. Le gonflement est peu considérable, mais la douleur est assez vive. Le 13, bien que le gonflement n'ait pas entièrement disparu, on fait l'application de l'appareil plâtré précédemment décrit (Voir fig. XIII). Les jours suivants le volume du membre diminue; mais grâce à une certaine élasticité dont jouissent toujours les bandes plâtrées, les deux valves ont suivi le retrait de l'avant-bras sous l'action d'un lacs bouclé entourant leur extrémité supérieure.

Dès le 14 septembre, le blessé a pu se lever et se promener.

On lui permet même d'aller passer une semaine dans sa famille.

Le 17 novembre. Il sort de l'hôpital complètement guéri.

L'espace interosseux est conservé et le malade peut exécuter sans peine les mouvements de pronation et de supination les plus étendus.

Observation XXI.

Anne Denis, maréchal des logis, au dépôt de remonte de Caen, entre à l'Hôtel-Dieu, le 9 février 1878, porteur d'une fracture du radius avec chevauchement des deux fragments vers l'espace interosseux.

L'appareil plâtré bivalve interosseux est appliqué huit jours après l'entrée du blessé. Le 23 mars, Anne quitte l'hôpital. Les mouvements de l'avant-bras, pronation et supination, sont conservés, le cal s'est effectué dans la situation normale, l'espace interosseux n'a subi aucune diminution.

Obs. XXII. — (Personnelle.)

O..., garçon de café, âgé de 50 ans, fait une chute sur le poignet gauche, le 8 décembre dernier; cinq jours après, voyant que les douleurs du début persistaient ainsi que l'impuissance du membre, ce malade me fait prier d'entrer le voir. L'examen me montre l'existence d'une fracture du radius au tiers inférieur sans pénétration réciproque des fragments qui se sont portés vers l'espace interosseux. Les mouvements volontaires sont impossibles, les mouvements provoqués font entendre une crépitation perceptible à l'oreille. L'avant-bras est dans une situation intermédiaire à la pronation et à la supination.

La main et l'avant-bras sont le siège d'un gonflement très accentué.

Il existe deux plaies, une à la face antérieure, l'autre à la face postérieure du poignet.

Application d'un bandage ordinaire avec attelles antérieure et postérieure, compresses graduées et bande roulée, après occlusion préalable des plaies, selon le procédé de M. Guyon.

Le 20 décembre. Application d'une gouttière plâtrée postérieure *interosseuse*. La plaie antérieure, qui au lieu de se cicatriser donnait lieu à une abondante suppuration, m'obligea à n'appliquer qu'une seule valve embrassant les 3/4 de la circonférence du membre et fortement serrée par trois courroies.

Grâce à cet appareil, O... se lève le lendemain.

Le 29 et le 30 décembre, sa femme ayant été souffrante, il a pu lui servir de garde-malade.

L'appareil est enlevé le 11 janvier 1880. L'espace interosseux est entièrement rétabli ; mais la consolidation du radius n'est pas encore complète ; application d'un bandage silicaté qui permet le jour même au malade de reprendre ses occupations antérieures.

§ XI. Fracture de la clavicule (fig. 15).

En examinant chacun des nombreux bandages usités dans le traitement des fractures de la clavicule, on voit qu'aucun d'eux ne remplit les indications : *maintenir les fragments en coaptation et porter le moignon de l'épaule en haut, en dehors et en arrière.* Un appareil plâtré qui réunit ces conditions a été appliqué deux fois sans succès dans le service hospitalier de M. Denis-Dumont par le Dr Luce. Il est vrai que les deux malades qui ont été les sujets de ces essais étaient deux jeunes gens très indociles. Mais l'appareil présente deux imperfections sur lesquelles nous allons revenir après avoir donné sa description.

Il est constitué par trois bandes plâtrées A, B, C, formant trois demi-circonférences antéro-postérieures qui se réunissent à leurs deux extrémités. Ces bandes partent toutes les trois en avant du bord externe du sternum pour se rendre en arrière au point diamétralement opposé. La première (A) passe à plat sur la fracture dont elle maintient les fragments en coaptation, la seconde (B) contourne le moignon de l'épaule dont elle est distante d'environ 10 centimètres. La troisième forme une demi-ceinture thoracique, passant sous l'aisselle. Cette ceinture est complétée par deux lacs, un antérieur, l'autre postérieure, munis d'une boucle et attachés aux points de réunion des bandes plâtrées. Pour porter le moignon de l'épaule en haut, en dehors et en arrière, il suffit d'appliquer sous l'aisselle une courroie formant coussin à la région axillaire (E) et de la fixer sur la convexité de la bande plâtrée (B). L'avant-bras doit être soutenu dans une écharpe de Mayor.

Quant aux imperfections dont j'ai parlé, elles tiennent aux deux faits suivants : 1° pendant le sommeil, si le malade n'est pas couché sur un plan résistant, le tronc s'enfoncera dans le lit, tandis que le moignon de l'épaule se portera en avant ; aussi le Dr Luce propose-t-il de joindre à l'appareil un large plastron plâtré postérieur ; 2° à chaque inspiration l'appareil entier remonte avec les côtes et à chaque expiration il suit le mouvement inverse : je pense que deux bretelles inguinales non élastiques prenant leurs points d'insertion en avant et en arrière de l'appareil et passant sous l'aine de chaque côté empêcheront le bandage de suivre les mouvements du thorax.

Ainsi modifié, cet appareil me semble appelé à donner d'excellents résultats dans les traitements des fractures de la clavicule.

§ XII. — Fracture du maxillaire inférieur.

L'appareil employé à l'Hôtel-Dieu de Caen pour cette fracture se compose de :

1° Un moule en gutta-percha, soudant ensemble toutes les dents du côté blessé (d'après le procédé de M. Morel-Lavallée).

2° Une mentonnière et un serre-tête faits avec une bande de tarlatane plâtrée.

Observation XXIII.

Le nommé Méry (Alexandre), journalier, âgé de 23 ans, entre à l'Hôtel-Dieu de Caen, salle Saint-Louis, lit n° 10 (service de M. Denis-Dumont), le 3 mai 1878. Il raconte que la veille, il conduisait un cheval de cirque « qui lui a porté un coup de pied sur la mâchoire. » Deux fractures du maxillaire inférieure droit avec plaies ont été la conséquence de cet accident. L'une de ces fractures siège au tiers postérieur de l'os, la seconde à un centimètre en dehors de la symphyse. La réduction ayant été préalablement faite, puis maintenue par un moule en gutta-percha, on applique une mentonnière plâtrée à l'aide d'une bande de tarlatane très large au niveau de la fracture et présentant deux fenêtres qui permettent de surveiller les plaies. Les bords de ces fenêtres sont recouverts d'une couche de silicate de soude pour empêcher le ramollissement du plâtre. La mentonnière se continue avec le serre-tête par deux attelles plâtrées latérales.

Le malade est sorti de l'Hôtel-Dieu, le 25 juin 1878, après guérison complète.

§ 13. — Pieds bots.

Tous les chirurgiens ont compris que la ténotomie ne suffît pas pour amener la guérison complète du pied bot, mais qu'il faut en outre maintenir, pendant quelque temps après l'opération, le pied dans la situation qu'il doit occuper normalement. Dans ce but, de nombreuses machines orthopédiques ont été inventées; elles ont pour la plupart l'inconvénient de ne convenir qu'à certaines variétés de cette affection congénitale. Presque toutes, dit Giraldès, se déplacent facilement, sont difficiles à manier et nécessitent de fréquentes visites de l'orthopédiste. Le gypse, au contraire, convient à tous les cas; Nosengheil, le premier, puis Heinecke, Witt, Wolkmann et Wolf ont obtenu, au moyen d'appareils plâtrés dans le traitement du pied bot, des « résultats tels que l'emploi des machines compliquées serait désormais inutile (1). »

Obs. XXIV. — Pied bot vavus équin.

M..., âgé de 7 ans, épileptique, dont les facultés intellectuelles sont très peu développées (à peine s'il peut prononcer quelques monosyllabes), est affecté d'un double pied bot varus équin congénital. Sur les conseils de leur médecin, les parents avaient consulté cet enfant à plusieurs chirurgiens de Paris, qui tous avaient jugé l'opération inopportune en raison de l'état de l'enfant.

Quelques temps après, la famille, effrayée des chutes que sans cesse faisait M..., vint consulter M. Denis-Dumont qui proposa la ténotomie. Les deux opérations furent pratiquées après chloroformisation du malade, le 12 avril 1877, et suivies de l'application de deux bandages de gypse en forme de bottine, recouverts de 8 de chiffres en plâtre dans le but de neutraliser tous les efforts qu'eût pu faire le jeune malade pour rendre à son pied sa situation primitive. Pendant la solidification des appareils, les pieds sont maintenus dans la flexion et l'adduction forcée. Ces deux bottines ont été conservées pendant un mois et demi.

Le résultat a été aussi satisfaisant que possible. L'enfant court et marche aujourd'hui sans boiter en appuyant naturellement sur les deux talons.

(1) Panas. Nouveau Dictionnaire de médecine et de chirurgie pratique (t. **XXIV**), orthopédie.

Obs. XXV. — Pied bot valgus équin.

Amédée F..., âgé de 3 mois, est porteur d'un pied bot valgus équin droit. Les parents de cet enfant, étant forcés de quitter Caen, désirent que l'opération se fasse le plus tôt possible. La ténotomie est pratiquée le 16 mai 1877, par M. Denis-Dumont que j'accompagnai en qualité d'aide ; elle est suivie immédiatement de l'application d'une bottine plâtrée maintenue par des 8 de chiffres comme dans le cas précédent.

Pour appliquer l'appareil, on eut soin de placer le pied sur une table où il fut fléchi à angle plutôt aigu que droit et de poser deux attelles de bois sur les côtés du bandage. La situation du petit malade et les attelles ont été maintenues jusqu'à complète solidification du plâtre. M. Denis-Dumont a revu cet enfant quatre mois après l'opération. Le succès, m'a-t-il dit, est complet.

Obs. XXVI. — (M. Lesigne.) Pied bot vavus.

Hild (Henri), âgé de 12 ans, entre à l'Hôtel-Dieu de Caen, le 28 janvier 1879, pour être opéré d'un pied bot varus. La section tendineuse est faite huit jours après l'entrée du malade. Un appareil gypso-ouaté est appliqué séance tenante et maintenu en place pendant trois mois. Guérison.

Telles sont les principales modifications apportées aux appareils plâtrés à l'Hôtel-Dieu de Caen. J'en aurais encore à signaler plusieurs autres moins importantes, relativement aux bandages des tumeurs blanches du tarse et du carpe, des fractures du col de l'humérus, des fractures et tumeurs blanches des doigts et des orteils. Je sais que M. Denis-Dumont prépare un ouvrage complet sur le même sujet et je laisse à mon excellent maître le soin de compléter cette étude qui ne peut être traitée avec les détails qu'elle demande dans une dissertation inaugurale.

Je termine donc ici mon travail en souhaitant qu'il mérite l'attention de mes juges et de mes lecteurs.

INDEX BIBLIOGRAPHIQUE.

—

Continens Rhasis ordinatus et correctus per clarissimum artium et medicinæ doctorem magistrum Hyeronimum Surianum nunc in Camaldunensi ordine, Deo dicatum. (Venetiis, in-folio, 1519.) — BELLOSTE. Le chirurgien d'hôpital, 1696.— Mémoires de l'Académie de chirurgie, t. X, 2ᵉ partie, 1768. — Gazette médicale d'Allemagne, 1798. — Medical commentaries, 1798.— D. J. LARREY. Clinique chirurgicale, 1829. — Und chirurgic abhand surgeriansdem Gebicte der pratic medicin. — HUBENTHAL, 1831. — Dʳ MUTTRAY (de Berlin). De cruribus fractis gypso liquefacto curandis, 1831.— Gazette médieale, p 525, 1832. — L. RICHTER. Abhanlingen aus dem Gebicte der pratisch Medic. and chirurgie. Berlin 1832. — Bulletin général de thérapeutique médicale et chirurgicale, 1833. — Archives générales de médecine, 2º série, t. II et III, 1833. — RICHTER. Traité des fractures, 1834. — Chirurgische Erfahrungen. Berlin, 1834 — J. GUÉRIN. Comptes-rendus de l'Académie des sciences, avril 1836.— SEUTIN. Du bandage amidonné, 1832. — WOILLEZ. Observations et réflexions sur l'emploi du plâtre coulé. Gazette médicale, 1836.— E. DELACROIX. Thèse de Paris, 1837. — THOMAS. Thèse de Paris, 1837. — WACHER. Thèse de Paris, 1837. — AIGUILLON. Thèse de Paris, 1838. — LAFARGUE. Thèse de Montpellier, 1839. — SÉDILLOT. Traité de médecine opératoire, bandages et appareils, 1839. — WARNIER (thèse de Montpellier). Du traitement des plaies d'armes à feu chez les Arabes bédouins de l'Algérie, 1839. — HUGONET. Thèse de Paris, 1840. — MALGAIGNE. Recherches historiques et pratiques sur les appareils employés dans le traitement des fractures depuis Hippocrate jusqu'à nos jours. Thèse pour la chaire de médecine opératoire, 1841. — MALGAIGNE. Histoire de la chirurgie en Orient et en Occident depuis le vıᵉ jusqu'au xvıᵉ siècle, 1841 (?). — Journal de chirurgie, t. I, p. 51, 1843. — CH. TARDIEU. Thèse de Paris, 1844. — POTIER. Thèse de Paris, 1845. — MALGAIGNE. Traité des fractures et des luxations, 1847. — SEUTIN. Traité de la méthode amovo-inamovible, Bruxelles, 1849, 2º édit., 1852.—BURGGRAEVE. Génie de la chirurgie. Bruxelles, 1853. — Bulletin de l'Académie royale de medecine de Belgique, t. XIII, nº 4, 1854. — Société de chirurgie, 11 janvier 1854. — Gazette médicale, p. 38, 1854. — Union médicale, p. 98 à 102, 1855. — Revue médico-chirurgicale, t. XVIII, p. 202, 1855. — Deutsche Klinick, nᵒˢ 37 et 41, 1855. — Gazette médicale de Paris, 1856. — RICHET. Bulletin de la Société de chirurgie, t. V, p. 285-288, 1856. — MICHAUX (de Louvain). Bulletin de l'Académie de médecine de Belgique, t. XV, nº 8, 1856. — Union médicale, 20 octobre 1856. — CRANDCLÉMENT. Thèse de Paris, 1857. — SZYMANOWSKI. Der Gypsverband unt besonderer Berüchsightigung der Militar chirurgie. Peters-bourg, 1857. — Deutsche Klinik, 1857. — ZUCHORST. De vinctura Gypseo ejusque in clinico Gripheo chirurgico usu, 1858. — MERCHIE. Appareils modélés, ou nouveau système de déligation pour les fractures des membres, 1858. — Archives de chirurgie clinique de Langenbeck, t. I, p. 457, et t. III, p. 585, 1859 à 1861. — MATTHYSEN. Traité du bandage plâtré, 1859. — BERNARD. Thèse de Paris, 1860. — Die permanenten oder prolongisten Lokalbeader. Leipzig, 1860. — Ueber der Gypsschienenverband. Deutsche Klinick, 1860. — COULON et MARJOLIN. Traité des fractures chez les enfants, 1861. — Statistique de Hueter à la clinique de Berlin, 1862-1865. — Handbuch der Lehre von den Knochenbrüchen. ZSIMANOWSKI, Berlin, 1862. — MAISONNEUVE. Clinique chirurgicale, t. I, p. 172, 1863. — Archiv. für Klinische chirurgie von LANGENBECK, t. VI, 1864. — E. GALLET. Thèse de Strasbourg, 1864. — L. LEFORT. Société de chirurgie, 8 mars 1865. — O. LEHNERDT. Sur l'application et les succès du bandage plâtré pendant la guerre du Schleswig-Holstein en 1864. — Recueil des travaux de la Société médicale allemande de Paris, 11 mai 1865 — D' NEUDOERFER. Chirurgie des camps, 1865. — DAUVERGNE. Thèse de Paris, 1865. — TUFNELL. The Dublin quarterly journal of medical science, février 1865. — Gazette médicale de Strasbourg, décembre 1865. — LUCKE. Traité de chirurgie militaire, 1866. — SISTACH. Gazette médicale, octobre 1866. Compte-rendu des journaux de médecine belge. Résumé des derniers travaux de Matthysen. — VAN DER LOO. Le bandage plâtré amovo-inamovible et le tricot plâtré, Bruxelles, 1867. — A. MULLER. Thèse de Strasbourg, 1867. — A. VIGENAUD. Thèse de Strasbourg, 1866. — The essentials of bandaging. London, 1867. — Handbuch der Kriegs chirurgic, NEUDOERFER. Leipsig, t. I, supplément, p. 104, 1867. — GAUJOT et SPILMANN, 1867-1872. Arsenal de chirurgie contemporaine. — FISCHER. Lehrbuch der Allgemeinen Kriegs chirurgie. Erlangen, 1868. — BILLROTH. Pathologie chirurgicale générale, 1868. — NÉLATON. Pathologie interne, t. II, 1869. — GIRALDÈS. Maladies chirurgicales des enfants, recueillies par Bourneville et par Bourgeois, 1869. — BÉRANGER-FÉRAULT. Traité de l'immobilisation directe des fragments osseux dans les fractures, 1870. — Bulletin de l'Académie de médecine, t. XXXV, p. 341, 1870. — CHURCHILL sons. Minor Engery and bandaging, in Christophe Heart, 1870. — LAMBOTIN. Thèse de Paris, 1871. — PRUVOST. Thèse de Paris, 1871. — Gazette médicale de Strasbourg, n° 16, 1871. — Société de médecine, 2 novembre 1871. — MAC CORMAC. Souvenirs d'un chirurgien d'ambulance suivis des remarques de STROMEYER, traduit par MORACHE, 1872. — GURLT. Matériel des ambulances, 1872. — PANAS. Mémoire sur le traitement des blessures de guerre, 1872. — STUTTEL. Histoire de l'ambulance du petit séminaire de Strasbourg pendant le siège et le bombardement de cette ville. Thèse de Paris, 1872. — PANAS. Gazette hebdomadaire de médecine et de chirurgie, 1872. — D' COUSIN. Note pour servir à l'histoire de la résection du genou en temps de guerre, 1872. — Buty. Thèse de Paris, 1872. — Merchie. Manuel pratique des appareils modelés, 1872. — Legouest. Traité de chirurgie d'armée, 1872. — Béranger-Férault. Traité iconographique des bandages et appareils à fractures, 1872. — F. Guyon. Eléments de chirurgie clinique, 1873. — Goffres. Précis iconographique des bandages, pansements et appareils, 1873. – Revue de thérapeutique médico-chirurgicale, 1er mai 1873. — France médicale, n° 64, 1874. — France médicale, 25 juin 1874. — J. Neudoerfer. Allgem. milit. aiztliche Zeitung, 1874. — Journal hebdomadaire de médecine de Vienne (Wiener medizinische Wochenschrift. Dr Dittel, 28 février 1874. — Follin et Duplay. Eléments de pathologie externe, t. II, 1874. — Heurgott. Des gouttières en linge plâtré, moulées directement sur les membres et vernissées ; de leur emploi dans le traitement des fractures simples ou compliquées, des resections et des affections chirurgicales des membres. (Revue médicale de l'Est et tirage à part, 1874.) — A. Richard. Pratique journalière de la chirurgie, 1875. — Guillemin. Bandages et appareils, 1875. — O. Heifelder (médecin principal de l'armée russe). Traité de chirurgie de guerre, traduit par A. Rapp, 1875. — Jules Rochard. Histoire de la chirurgie française au xixe siècle, 1875. — Sammlung Klinischer Vorträge, Triesch, n°s 84 et 85, p. 668, 1875. — Dr Denis-Dumont. L'année médicale, journal de médecine de Caen et du Calvados, n°s 11 et 12, 1876. — Richet. Clinique faite à l'Hôtel-Dieu de Paris en 1876. — Gillette. Clinique chirurgicale des hôpitaux de Paris, 1877. — Dr Fayel-Deslongrais. Année médicale, jn° 5, 1877. — Denis-Dumont. Année médicale, n° 10, 1877. — Mitthislungen des Wiener medicinischen doctoren collegium (Journal de médecine générale de Vienne). Zsigsmondy, 21 juin 1877. — Godefroy. Thèse de Paris, 1877. — Gillette. Chirurgie journalière des hôpitaux de Paris, 1878. — C. Droulon. Année médicale, n° 8, 1878. — Debroise. Considérations sur les appareils inamovibles. Thèse de Paris, 1878. — Dufaud. Réduction des fragments dans les fractures des deux os de la jambe. Thèse de Paris, 1878. — B. Duprat. Appareils plâtrés. Thèse de Paris, 1878. — Morel. Etude sur le traitement des fractures du col de l'humérus. Thèse de Paris, 1878. — Jamain et Terrier. Manuel de petite chirurgie, 6e édition, 1879. — Tribune médicale, n°s 578, 579, 585 et 588, 1879. J. Armand. Thèse de Paris, 1878. — Articles des Dictionnaires de médecine et de chirurgie : — Nouveau dictionnaire de médecine et de chirurgie pratiques, directeur de la rédaction, le Dr Jaccoud. — Dictionnaire encyclopédique des sciences médicales, publié sous la direction du Dr Dechambre. Voir les articles : Appareils, Bandages, Jambe, Fractures, Coxalgie, Pied, Orthopédie, Articulation, Cuisse, etc., etc.

TABLE DES MATIÈRES.

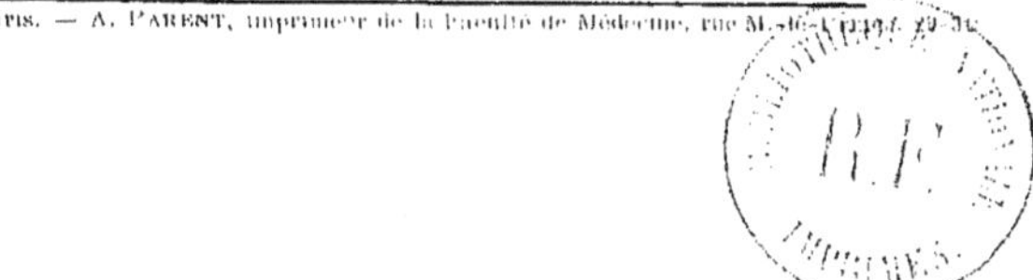

Paris. — A. PARENT, imprimeur de la Faculté de Médecine, rue M.-le-Prince, 29-31.

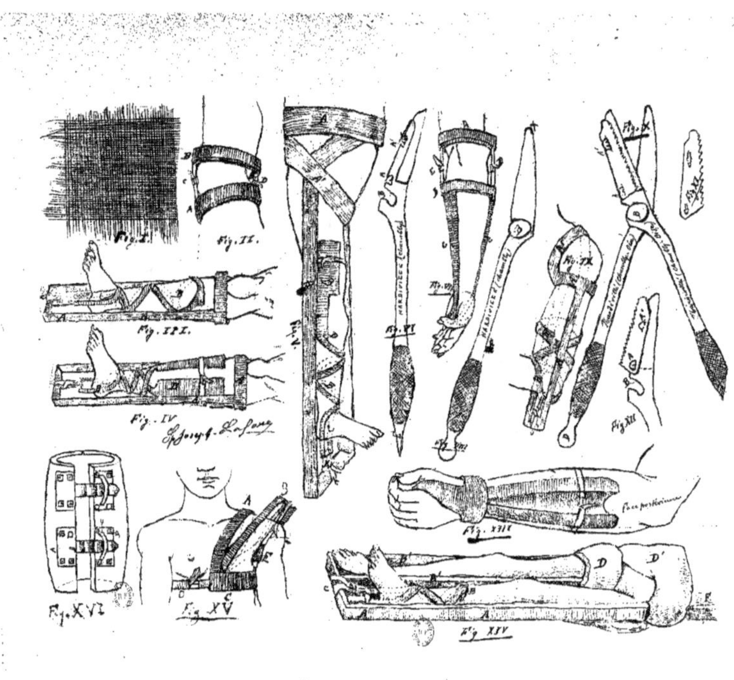